DE

L'ISOLEMENT DU PHTISIQUE

A L'HOPITAL LARIBOISIÈRE

PAR

Le Dr Désiré CHALRET DU RIEU

DE L'UNIVERSITÉ DE PARIS
ANCIEN EXTERNE DES HOPITAUX
ET DE LA CLINIQUE D'ACCOUCHEMENT ET DE GYNÉCOLOGIE DE LA FACULTÉ DE PARIS
MÉDAILLE DE BRONZE DE L'ASSISTANCE PUBLIQUE

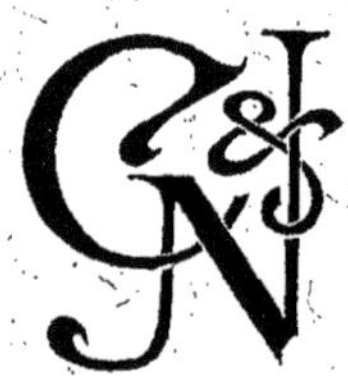

PARIS
GEORGES CARRÉ ET C. NAUD, ÉDITEURS
3, RUE RACINE, 3

1899

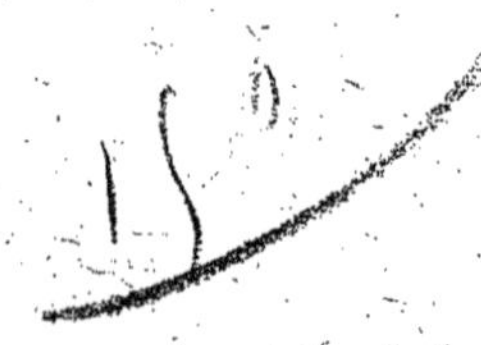

DE L'ISOLEMENT DU PHTISIQUE

A L'HOPITAL LARIBOISIÈRE

DE

L'ISOLEMENT DU PHTISIQUE

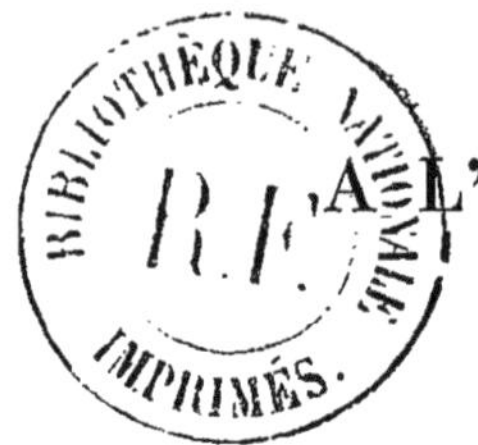

A L'HOPITAL LARIBOISIÈRE

PAR

Le Dr Désiré CHALRET DU RIEU

DE L'UNIVERSITÉ DE PARIS
ANCIEN EXTERNE DES HOPITAUX
ET DE LA CLINIQUE D'ACCOUCHEMENT ET DE GYNÉCOLOGIE DE LA FACULTÉ DE PARIS
MÉDAILLE DE BRONZE DE L'ASSISTANCE PUBLIQUE

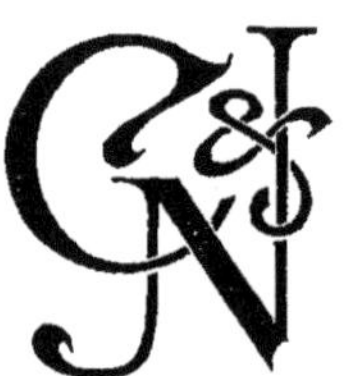

PARIS

GEORGES CARRÉ ET C. NAUD, ÉDITEURS

3, RUE RACINE, 3

—

1899

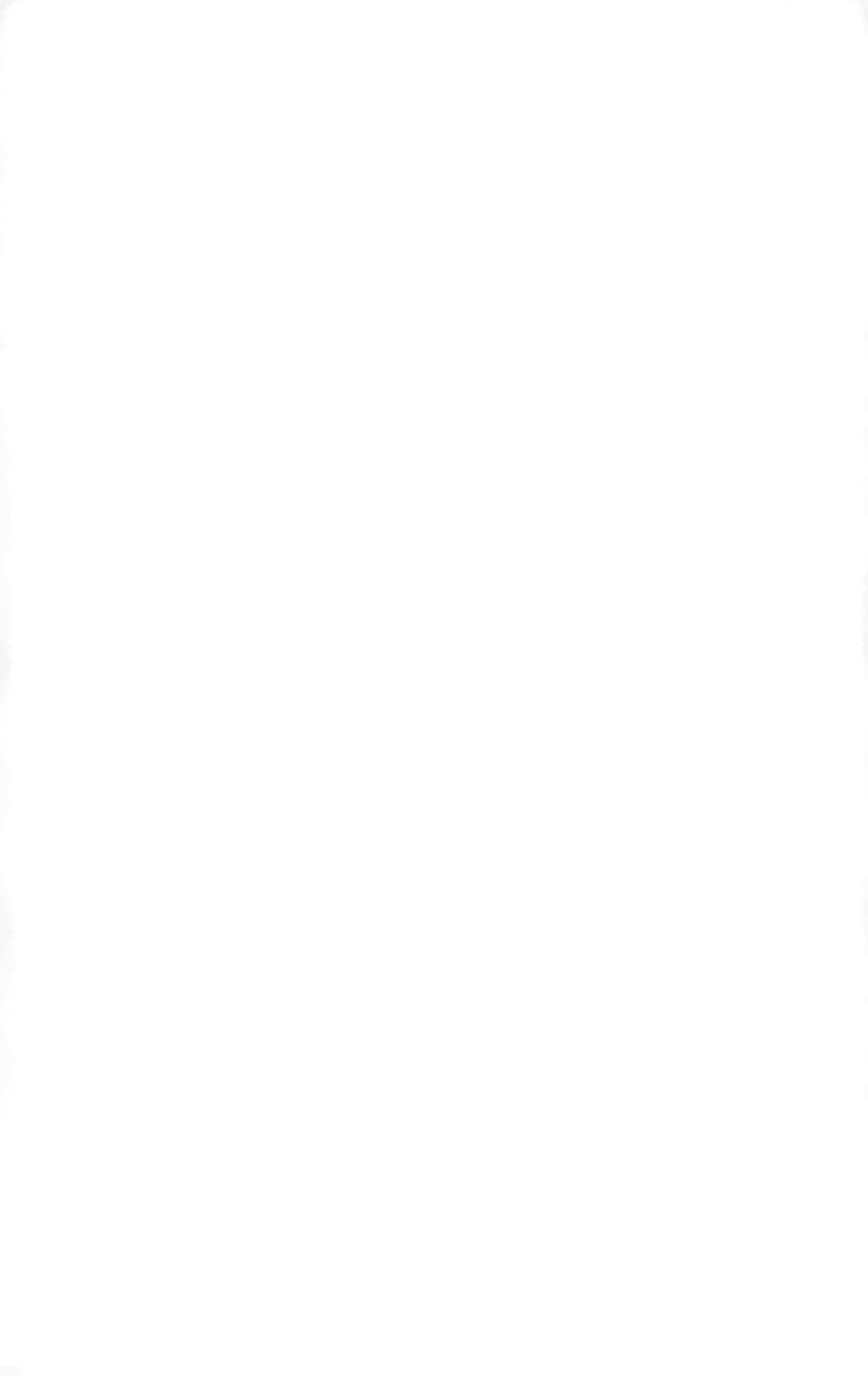

INTRODUCTION

Au mois de novembre 1896, MM. Grancher et Thoinot établirent un rapport, au nom de la Commission de la tuberculose, dont les travaux avaient pour but :

1° *Isolement des tuberculeux.* — Il faut entendre par là que les tuberculeux, tant dans leur intérêt que dans celui des autres malades, doivent être soignés à part dans des hôpitaux spéciaux, ou dans des pavillons spéciaux d'un hôpital général :

2° *Antisepsie médicale.* — Dans nos hôpitaux, en vue de supprimer toutes les contagions ;

3° *Le personnel hospitalier ;*

4° *Le traitement des tuberculeux* à domicile.

1° **Isolement des tuberculeux.** — Au cours d'une génération, la tuberculose tue le sixième de la population, et si son domaine semble s'étendre, c'est que sa contagiosité nous trouve sans défense. Elle n'épargne ni le riche, ni le pauvre. Quand ce dernier a la bonne fortune d'être admis à l'hôpital, on le place dans la salle commune quels que soient le degré et la forme de sa maladie. Il y trouve, avec le traitement médical, un asile contre la faim et le froid, mais rarement la guérison ; il apporte, en retour, le germe de son mal.

Telle qu'elle est aujourd'hui, l'hospitalisation de nos salles communes ne convient plus aux tuberculeux, puisque nous savons que la tuberculose est contagieuse et qu'elle est curable.

Villemin a démontré que le mode habituel de la contagiosité de la tuberculose se fait par la poussière des crachats desséchés. En ce qui concerne l'hôpital, les tuberculeux, et ils sont nombreux, 1 sur 3 malades, crachent dans leurs crachoirs, mais aussi sur le parquet ; or, celui-ci est ciré et frotté 2 fois par jour, et la poussière qui contient le bacille spécifique pénètre dans les voies respiratoires et engendre la tuberculose. Le bacille de Koch est, de tous les germes pathogènes, le plus résistant et il vit pendant des mois. Or, il fourmille par milliers dans les crachats des tuberculeux ; c'est assez dire le péril d'un séjour prolongé dans une salle d'hôpital, où la désinfection rigoureuse des crachoirs n'est pas assurée et où les malades souillent les murs et le parquet. C'est le cas de nos salles d'hôpitaux. Le tuberculeux est donc un danger pour ses camarades de salle et, en conséquence, il doit être éloigné des services ordinaires et soigné à part.

Il est une autre raison, non moins impérieuse, qui milite en faveur de l'isolement des tuberculeux : c'est l'intérêt bien compris du tuberculeux lui-même. La tuberculose est curable dans certaines mesures, comme le prouvent les tubercules cicatrisés que l'on trouve dans de fréquentes autopsies. Aussi Grancher dit que la tuberculose est la plus curable des maladies chroniques.

Que faut-il donner aux tuberculeux pour les guérir, lorsque la guérison est encore possible? Il faut leur donner des forces nouvelles et relever leur organisme. Comment? Par une aération continue et réglée de jour et de nuit, par une alimentation rigoureuse, par le repos prolongé et le sommeil. Or, rien de cela n'est possible dans la salle commune. L'aération? elle est empêchée par le pneumonique ou le rhumatisant dont la maladie exige que la fenêtre soit close. L'alimentation est rendue difficile par le défaut d'aération et le manque d'appétit qui en est la conséquence. Quant au repos et au sommeil, ils sont troublés par le malade endolori ou délirant.

Dans une salle réservée aux tuberculeux, surtout avec des chambres contenant peu de lits, on pourra combattre utilement la phtisie, surtout au début, et, comme dans les sanatoria, guérir beaucoup de malades.

En conséquence, dans l'intérêt général et dans l'intérêt du tuberculeux lui-même, celui-ci doit être soigné à part et isolé. En résumé, et suivant la formule proposée par M. Roux et adoptée à l'unanimité par la Commission :

La meilleure manière de combattre et de traiter le tuberculeux, c'est d'isoler les tuberculeux, parce qu'ainsi on évitera la contagion et parce que dans les hôpitaux spéciaux les tuberculeux seront dans de meilleures conditions thérapeutiques.

Le principe de l'isolement admis, comment le réaliser? Le sanatorium est l'idéal du genre pour la cure hygiénique. L'Assistance publique a commencé Angicourt pour les tuberculeux légèrement atteints et curables; quant aux tuberculeux arrivés à une période avancée de leur maladie et réputés incurables, sur les terrains de Brévannes doit s'élever un hôpital-hospice de 400 lits.

La commission a pensé qu'il valait mieux créer dans nos hôpitaux, à la place de l'hôpital-hospice, des pavillons spéciaux destinés aux phtisiques. En effet, le desencombrement des salles ordinaires, objet légitime des préoccupations du Conseil, sera tout aussi bien, mieux même, réalisé par les pavillons spéciaux qui donneront plus de 600 lits. En outre, les soins donnés aux malades seront mieux assurés à Paris et dans un hôpital général. Enfin et surtout le mauvais renom que ne tarderait pas à acquérir cet hospice de tuberculeux, à peu près sûrement voués à la mort, en éloignerait nos malades. D'après la sous-commission nommée dans ce but, Lariboisière, Laënnec, Tenon peuvent donner des pavillons faciles à isoler et faciles à adapter à la cure de la tuberculose, en tout 162 lits. La construction de pavillons nouveaux dans certains hôpitaux portera jusqu'à 1,100 le nombre de lits réservés aux pthisiques. Ces pavillons spéciaux, s'ils sont bien tenus, réaliseront les conditions essentielles du sanatorium ; on pourra y soigner et y guérir beaucoup de malades.

2° ***Antisepsie médicale des salles d'hôpitaux.*** — *a)* Substitution du lavage des parquets au balayage à sec et au cirage qui souillent l'atmosphère de germes pathogènes et contribuent ainsi à faire œuvre de contagion.

Cela nécessite la réfection des parquets.

b) Recueil et désinfection de tous les crachats. Aucun crachat ne doit tomber sur le sol. Les malades ne doivent expectorer que dans leurs crachoirs. Tout crachoir avec son contenu doit être désinfecté.

Le crachoir du Dr Duguet, en verre et à large goulot, doit être adopté, leur désinfection serait confiée à une escouade d'infirmiers sanitaires. Comme crachoir commun, la commission adopte un petit vase en tôle émaillée fixé à 1 mètre de hauteur au-dessus du sol.

c) Désinfection de tous les objets à l'usage des malades : cuillers, assiettes, fourchettes, verres, couteaux, etc., etc.

d) Réforme du mobilier des salles. Le lit du système Herbet est adopté, rideaux de lit supprimés, les grands meubles, sorte de comptoir qu'on était habitué à voir dans les salles d'hôpitaux, seront remplacés par des meubles tout en fer et faciles à désinfecter, tables de nuit en fer, matelas de fibres de bois.

e) Habillement des malades ; leur fournir tous les vêtements dont ils ont besoin.

f) Pour veiller à l'exécution de ces mesures, nécessité de créer une escouade d'infirmiers sanitaires.

3° ***Réforme et protection du personnel hospitalier.*** — On sait combien d'infirmiers sont touchés par la tuberculose contractée dans leur service. La commission insiste sur le logement des infirmiers. M. Landouzy affirme que les dortoirs sont tenus d'une façon inavouable ; ils ne sont pas sales, ils sont dégoûtants. Le recrutement des infirmiers devra être fait par une commission médicale afin de ne pas admettre d'employés atteints de tuberculose.

Telles étaient les réformes que la commission de la

tuberculose réclamait en 1896. Nous allons examiner : comment elles ont été réalisées à l'hôpital Lariboisière ; si elles ont été utiles aux tuberculeux et aux autres malades ; quelles modifications l'on devrait leur faire subir.

Je faillirais aux traditions et à mes sentiments personnels si je ne disais ici à mes maîtres des hôpitaux la sincère et profonde gratitude que je leur porte. J'eus l'honneur d'être l'externe de MM. de Beurmann, Landrieux et Budin ; je garderai toujours un souvenir précieux de leurs enseignements éclairés.

CHAPITRE PREMIER

DE L'ISOLEMENT DU PHTISIQUE A L'HOPITAL LARIBOISIÈRE

Le 25 décembre 1897, quatre salles ont été inaugurées pour l'isolement des tuberculeux. Deux pour les hommes, Rabelais et Grisolle, ont été prises dans un des corps de logis de droite, et deux autres du côté gauche d'un même corps de logis ont été destinées aux femmes. Les deux salles d'un même pavillon sont superposées, en outre il existe au rez-de-chaussée une troisième salle de maladies aiguës. Les trois salles sont en rapport avec la même cage d'escalier, celle du premier communique par son palier à une large terrasse qui fait le tour de la cour intérieure de l'hôpital. Quant à la salle du haut, elle est le point terminus de l'escalier et ne possède pas de terrasse. Chaque pavillon est situé entre deux autres.

Chaque pavillon, avons-nous dit, possède pour les tuberculeux deux étages. Un étage comprend le palier de l'escalier qui, d'une part, communique par un petit corridor avec le cabinet de la surveillante et l'office, et, d'autre part, avec la salle.

Le cabinet de la surveillante est une pièce qui sert à bien des choses ; la surveillante y dépose certains de ses vêtements de la ville et de l'hôpital, les blouses pour le personnel, ses cahiers, et souvent aussi un lit pour malade spécial, on change la destination primitive.

L'office sert à préparer le service du repas des malades. On y lave la vaisselle dans un évier analogue à celui de tous les autres services. Un chauffe-assiette se trouve à côté. Une grande armoire sert à remiser le pain et les pots de lait. Le lait arrive tout bouilli et n'a qu'à être distribué aux malades. Un tout petit fourneau à gaz sert à réchauffer les aliments que l'on apporte tout prêts de la cuisine. Le parcours est assez long pour exiger ce second passage au feu.

Dans l'office se trouve pour les cuillères, fourchettes et verres, un stérilisateur système Thoinot. L'appareil se compose d'un trépied, permettant le passage d'un bec à gaz. Au-dessus, un récipient en cuivre, sorte de chaudron que l'on remplit d'eau. Son bord supérieur possède deux rigoles.

La plus interne sert à maintenir un grand cylindre fermé à sa base et percé de gros trous sur ses parois. C'est dans ce cylindre que l'on place les cuillères et les fourchettes. Sur les parois du cylindre sont étagées deux galeries circulaires sur lesquelles on place les verres. Enfin un grand couvercle en cuivre vient reposer sur la gouttière externe de la marmite. Les choses étant en place et l'eau dans la marmite on allume le gaz, l'eau entre en ébullition et la vapeur vient se répandre sur les divers objets que supporte le cylindre. On laisse bouillir l'appareil pendant vingt minutes. En général, il faut deux manipulations pour stériliser tous les objets de table d'une salle.

Une double porte vitrée donne accès dans la salle pour les malades. De forme cubique, sa hauteur est de $5^m,21$, la largeur de $8^m,19$. Le nombre des lits étant de 36, chaque malade a ainsi un cube d'air de 45 mètres cubes, sa longueur étant de 38 mètres. Au fond de la salle les deux derniers lits de chaque côté sont enfermés dans des boxes ; c'est afin d'isoler plus particulièrement un malade le cas échéant. Au début on s'en servait pour les tuberculeux mourants, aussi les appelait-on les antichambres de la mort.

Les fenêtres s'ouvrent à deux hauteurs, le jour on ouvre les grandes fenêtres et la nuit les vasistas ; un store, en outre, les protège à l'extérieur. Entre chaque fenêtre se trouvent deux lits.

Les murs de la salle sont couverts d'un vernis qui devait permettre de les nettoyer ; de même afin de pouvoir être lavé, le plancher est mastiqué dans ses rainures et paraffiné. Par ces moyens on est arrivé à modifier le balayage et l'époussetage.

L'éclairage se fait à l'électricité, heureuse innovation qui supprime toutes les viciations de l'air par les produits de combustion dus aux autres systèmes d'éclairage. La nuit une lampe à incandescence à ampoule en verre coloré sert de veilleuse.

L'aération, en dehors des fenêtres toujours plus ou moins ouvertes, se fait par des ouvertures ménagées au bas des trumeaux ; par un système de tuyaux l'air est emprunté à une espèce de cheminée placée au faîte du pavillon et en son milieu et de là conduit aux poêles, puis il s'échappe une fois vicié par les ouvertures ménagées au bas des trumeaux et par les fenêtres.

Le chauffagé se fait au moyen de deux calorifères placés un à chaque bout de la salle. La vapeur d'eau passe dans des tubes sons ailettes, un robinet en rend le réglage facile. Un grand thermomètre métallique, placé à l'entrée de la salle, permet de lire facilement le degré de température.

Après la grande salle, à l'extrémité du pavillon, se trouve un petit corridor conduisant, d'un côté, à une salle d'isolement, et, de l'autre, aux cabinets et au stérilisateur des crachoirs ; au bout de ce corridor se trouve le lavabo pour les malades. La chambre d'isolement possède deux lits, réservés pour des malades réclamant ou des soins particuliers ou un isolement plus complet, soit dans leur intérêt ou celui des malades de la salle. A la sallè Langle, cette chambre est réservée aux mères tuberculeuses venant de la crèche ; aussi, à chaque lit, est-il adjoint un berceau. Dans un coin de cette chambre se trouve la bascule pour peser les malades.

Les cabinets sont des plus confortables et l'eau y coule en abondance pour les désinfecter. Dans les services des femmes, il existe en outre un bidet à injections.

A côté, dans une petite pièce, se trouve l'étuve pour stériliser les crachoirs. Le stérilisateur système Thoinot se compose d'une grande enveloppe, espèce d'écran à chaleur, qui empêche l'air chaud produit par un fourneau à gaz de s'échapper trop vite. Sa partie supérieure renferme et supporte une cuve dans laquelle on place de l'eau. Dans le fond, se trouve un trépied sur lequel on pose un panier percé de gros orifices et divisé en sept grands casiers, pour recevoir chacun un crachoir individuel, modèle Duguet. Un second panier, identique au précédent, lui est superposé. L'autoclave est fermé par un large couvercle que quatre vis serrent énergiquement contre une rondelle de cuir afin de maintenir la vapeur. Au centre du couvercle se trouve une large tige creuse contenant un thermomètre à mercure ; deux poignées servent en outre à le mouvoir. Sur les parois de l'autoclave est ménagé un petit orifice qui communique avec un tuyau, lequel va se terminer au-dessus de la toiture. Les crachoirs remplis de leurs crachats étant placés dans leurs paniers, et l'autoclave garni d'eau et fermé, on porte rapiment la température à 115° et pendant 20 minutes on laisse les crachoirs sous l'action de la vapeur. Cela fait, on les retire des paniers, on verse leur contenu et l'on procède à leur lavage. Deux à trois tournées suffisent pour stériliser tous les crachoirs d'une salle.

Telle est la disposition intérieure des quatre services ; revenons à la salle pour en examiner l'aménagement. Ce que l'on a recherché avant tout, c'est la propreté et les moyens les plus pratiques de l'obtenir.

Les lits système Herbet sont entièrement en fer, ils se remarquent par une tringle en fer en arrière du dossier de la tête du lit et dissimulée par le traversin ; le malade s'en sert pour suspendre ses vêtements. Plus bas, une tablette en fer reçoit les bas et les chaussures ; de cette manière, le malade sait où placer ses effets, au lieu de les empiler dans sa table de nuit ou sous son traversin. En outre, le sommier est composé de lames élastiques en fer un peu cintrées. Ce modèle, très doux, très élastique et très solide, est facilement démontable et stérilisable ; il remplace avantageusement le système à boudin, véritable nid à poussière, à microbes et à punaises. Les lits, comme les fenêtres, sont dépourvus de rideaux.

Les tables de nuit sont constituées par quatre piliers en fer peint (à Grisolle, ils sont en bois peint) réunis à deux hauteurs différentes par des tringles également en fer, sur lesquelles reposent deux plateaux en porcelaine. Le plateau supérieur est entouré, sur trois de ses côtés, par une tringle en fer afin de maintenir les objets. Son nettoyage est très facile et se fait avec un mélange d'eau bouillie et de potasse. Outre la propreté, elles ont l'avantage sur l'ancien système à panneaux en bois d'empêcher le malade d'y entasser pêle-mêle vêtements, aliments et objets de toilette.

Les chaises à monture en fer et à siège formé de lames de bois (à Grisolle, elles sont entièrement en bois peint) sont aussi d'un nettoyage facile.

L'appareil, grand meuble en bois situé dans la salle, recouvert d'une lame épaisse de marbre et servant de débarras, a été remplacé par une grande table en bois à dessus en marbre. Tous les matins, on en fait le nettoyage avec de l'alcool.

Un lavabo roulant avec brosses et cure-ongles. sert pour le personnel médical et aussi aux malades pendant le jour. Les malades valides vont, le matin, faire leur toilette au lavabo placé dans le corridor à l'autre extrémité de la salle.

Les expériences de Cornet et la découverte de Koch ont démontré que c'est par un bacille contenu dans les crachats que la tuberculose étendait le plus ses ravages. Les crachats une fois desséchés, leur poussière est emportée par l'air qui propage au hasard la contagion. Aussi le crachoir joue-t-il un rôle capital dans la prophylaxie de la tuberculose. Il en existe deux modèles. L'un, individuel, placé sur la table de nuit de chaque malade, l'autre, grand crachoir commun placé nombreux dans les escaliers, les corridors et tous les passages.

Le crachoir de lit modèle Duguet a remplacé le crachoir en porcelaine. Entièrement en verre blanc, ou teinté en bleu pour atténuer la vue peu agréable des crachats purulents des phtisiques, de forme sphérique et se terminant par un large goulot, le crachoir a une hauteur de 20 centimètres environ et une contenance de trois quarts de litre. Avant de les distribuer aux malades, on les remplit, au tiers, d'une solution de sublimé ou d'acide phénique. Chaque jour, l'infirmier sanitaire de la salle enlève tous les crachoirs et les remplace par d'autres propres.

Les crachoirs sont reçus dans les paniers métalliques dont nous avons déjà parlé et placés aussitôt dans l'autoclave, donc avant d'être vidés, ils sont stérilisés à l'étuve sous pression et lavés ensuite.

Les crachoirs d'appartement, récipients de diverses formes, placés par terre et contenant de la sciure de bois ou du sable, substances favorisant le passage des crachats de l'état liquide à l'état pulvérulent, sont des crachoirs dangereux ; on les a remplacés par des crachoirs hygiéniques contenant une solution antiseptique, et placés à une certaine hauteur du sol, de manière que les matières expectorées ne soient pas projetées à côté du vase destiné à les recevoir. Voici le modèle adopté à l'hôpital

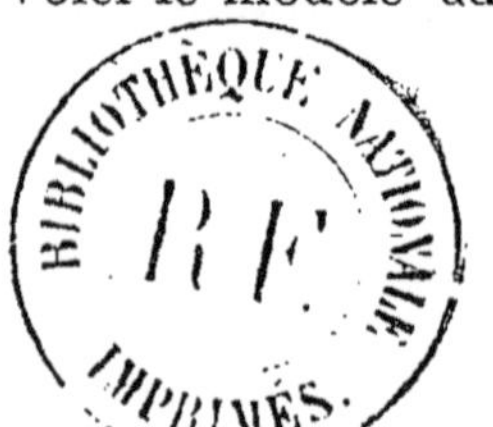

Lariboisière. C'est une sorte de petit seau de toilette en tôle émaillée, de forme légèrement conique, à fond concave, ayant 25 centimètres de diamètre. Il est muni à sa partie supérieure d'un couvercle en forme d'entonnoir percé d'un large orifice. Les crachats, vu l'inclinaison de ce couvercle, ne peuvent adhérer à ses parois. Il est monté sur un pied très lourd, afin d'assurer son assise, et distant du sol de 85 centimètres. Ils sont distribués à profusion dans les galeries de l'hôpital. Ces crachoirs renferment de l'eau phéniquée et sont stérilisés tous les jours.

Un pavillon tout spécial a été construit pour la désinfection et la stérilisation. Il est formé de deux pièces. L'une où l'on porte le linge, effets et grands crachoirs à désinfecter, et l'autre où sortent les objets désinfectés. C'est dans cette pièce que se trouvent l'étuve et la machine à vapeur.

L'étuve système Geneste-Herscher se compose essentiellement d'un cylindre de $1^m,70$ de long environ sur $1^m,20$ de haut. Le long de ce cylindre, en dedans, se trouvent des batteries de tubes par où passe la vapeur.

Sur ses parois, se trouvent deux tiges rail pour faire rouler le chariot. Le chariot est de la longueur d'un matelas et peut en contenir 6 à 7 superposés, des tringles de fer mobiles espacent les matelas. C'est sur ces tringles que l'on place les paniers contenant les grands crachoirs avec leur contenu. Cinquante crachoirs constituant tout le stock utilisé y sont introduits à la fois. Le cylindre possède une porte roulante à chacune de ses extrémités. Le chariot est introduit dans le cylindre par la porte se trouvant du côté où sont les objets à désinfecter. Les deux portes étant bien boulonnées, on introduit la vapeur sous pression et à une température de 115°. Les crachoirs restent 20 minutes continues dans cette atmosphère. Les objets et effets de literie y restent 15 minutes, mais en trois reprises, c'est-à-dire que l'on change la vapeur toutes les 5 minutes, afin que tous les germes et autres soient enlevés par ces trois lavages d'air successifs. Après cela, les crachoirs sont replacés sur les petits chariots qui ont servi à les apporter, et remisés pour être employés le lendemain.

Ce système fonctionne depuis le 19 mai. De 6 heures du matin à 8, on stérilise les paquets d'effets des tuberculeux ; à 8 heures, les crachoirs ; et, le reste de la journée. les matelas, couvertures, brancards, etc.

Pour continuer à isoler le malade et le prémunir contre toute réinfection, les vêtements de la ville lui sont enlevés et passés à l'étuve comme nous venons de le dire. En échange, on lui remet une chemise, un bonnet, un pantalon, ou jupe et jupon, camisole, bas et chaussures, capote, tous objets qui sont aseptisés. En outre, pour sa toilette et ses besoins, on lui donne serviettes et mouchoirs.

Les mouchoirs et les serviettes sales sont portés à la désinfection avant d'être jetés aux trémies. Les draps, chemises et camisoles sont jetés directement aux trémies mais ils passent quand même à la désinfection avant d'être portés à la buanderie. Les trémies font communiquer les salles avec le sous-sol.

Le balayage à sec est théoriquement proscrit. En général, on prend de la sciure de bois humide que l'on répand sur le sol et on balaie, puis on passe un linge humide : tous les huit jours les plinthes sont lavées.

Un employé sanitaire est attaché à chaque service pour s'occuper de la désinfection. Quant au personnel, il doit chaque fois qu'il rentre dans la salle revêtir une blouse et la retirer en sortant.

Enfin chaque salle a une baignoire sur roues pour s'en servir en cas d'urgence, mieux sur un ordre formel du médecin.

CHAPITRE II

CURABILITÉ DE LA TUBERCULOSE

Voilà à peu de choses près tout ce qui a été fait à Lariboisière pour isoler le tuberculeux tant en ce qui peut l'intéresser qu'au point de vue prophylactique pour les autres malades. Le service que l'on rend à la société en écartant la maladie ou le foyer d'infection est assurément des plus précieux, mais il faut aussi envisager, penser à celui que l'on isole. Nous avons dit que le tuberculeux pouvait retirer au point de vue contagion quelque avantage de cet isolement, mais, à lui seul, il ne lui procurerait pas la guérison. Si pour Peter « étant donné un tuberculeux, retarder le plus longtemps possible le moment où il deviendra tuberculeux » était une solution, il y a pour nous heureusement mieux à espérer, et les observations sont nombreuses d'améliorations et de guérisons dues aux efforts des médecins.

M. Grancher a dit : « La tuberculose est de toutes les maladies chroniques la plus curable », et M. Jaccoud, dans son remarquable ouvrage sur la curabilité et le traitement de la phtisie pulmonaire, conclut : « la phtisie pulmonaire est curable à toutes ses périodes ; voilà la notion féconde qui domine toute l'histoire de la maladie, qui doit inspirer et diriger incessamment l'action médicale ». Les preuves cliniques de la curabilité de la phtisie sont nombreuses et c'est sur elles que sont basées les affirmations de MM. Jaccoud et Grancher. M. Daremberg, dans son ouvrage Traitement de la phtisie pulmonaire, est des plus affirmatif, lui-même ayant rétabli sa santé en se soignant à Cannes. Brehmer, Dettweiler, Marfan, Sabourin et tous ceux qui se sont occupés du traitement de la phtisie pulmonaire viennent confirmer sa curabilité en citant des faits.

La clinique n'est pas seule à infirmer le pronostic sévère que l'on est tenté de porter, car l'anatomie nous donne des constatations évidentes faites à l'autopsie ou au microscope. Que de fois en effet dans les autopsies n'a-t-on pas trouvé chez des individus morts d'affections diverses, des traces anciennes de lésions tuberculeuses cicatrisées, surtout aux sommets du poumon. Les conclusions de Knopf à ce sujet dans sa thèse inaugurale seraient que la tuberculose éteinte équivaut à peu près à 50 pour 100 ; d'après Grancher, toute granulation qui se développe lentement devient fibreuse et guérit, c'est-à-dire se transforme en un produit anatomique scléreux inoffensif.

CHAPITRE III

TRAITEMENT DE LA PHTISIE

La curabilité étant admise, les indications des efforts thérapeutiques découlent de deux questions qui se trouvent réunies chez le tuberculeux : le terrain et le bacille.

1° Traitement spécifique.

Contre le bacille, hélas ! il n'existe pas encore de médicament spécifique ; aussi, sur les cahiers de prescription de Lariboisière, trouve-t-on tout au plus quelquefois de la créosote ou du gaïacol, ce qui domine, ce sont les juleps et les calmants.

2° Traitement symptomatique.

Pour ce qui est du terrain, les ressources sont plus nombreuses. L'huile de foie de morue, les préparations arsenicales, le vin phosphaté peuvent être utiles comme toniques et apéritifs. La fièvre cause de déperdition peut être combattue par les antithermiques. Les sueurs qui affaiblissent tant le malade peuvent aussi être combattues, mais tout cela est plus de la thérapeutique symptomatique que de la thérapeutique causale ; les révulsifs, les décongestifs évidemment ne doivent pas être négligés, mais le véritable traitement est celui qui permettra au tuberculeux de prendre des forces suffisantes lui permettant de lutter contre le processus envahissant.

3° Traitement hygiéno-diététique.

Le meilleur remède contre la tuberculose, nous dit M. Grancher, est une bonne santé ; que peut-on faire pour la procurer au tuberculeux. Le phtisique est un individu dont l'organisme est journellement mis en état de déchéance par des causes multiples : sueurs, fièvre, hémoptysies, sécrétions exagérées, expectoration, diarrhée, etc. Le traitement rationnel doit donc consister à donner au malade un excédent de recette, en augmentant les apports (suralimentation) et d'autre part en réduisant les pertes à leur minimum. Brehmer est un des premiers qui ait systématisé, mis à leur rang chacune des prescriptions de ce régime : traitement par l'air libre, suralimentation, exercices modérés combinés à l'hydrothérapie. A ces prescriptions, Dettweiler ajouta le repos, le phtisique ayant besoin de moins dépenser pour suffire, avec ses propres forces, à la lutte contre son ennemi.

En isolant les tuberculeux et en créant des services spéciaux pour eux, nous allons voir ce qui a été fait à Lariboisière pour leur procurer le régime hygiéno-diététique dont nous venons de parler.

A. — ALIMENTATION PHTISIQUE

Nous avons dit que la tuberculose était une maladie consomptive due à une déchéance quotidienne de l'organisme. Si le phtisique cesse de manger, nons savons quel avenir lui est réservé à brève échéance. Il est consumé par la fièvre, il a des pertes sudorales, intestinales et bronchiques, sa recette est nulle et ses dépenses sont exagérées. On peut tout espérer d'un tuberculeux qui mange et digère. Malheureusement tous les tuberculeux que j'ai vus à Lariboisière étaient de petits mangeurs et souvent dyspeptiques. Le repas auquel a droit un malade varie suivant le degré auquel il est mis. D'après les règlements de l'Assistance, il existe quatre degrés, mais au moyen de bons et de signatures multiples les chefs de service sont arrivés à créer pour leurs malades un régime extra.

Le pain est à discrétion.

Le vin, la bière et le lait sont au choix.

Vin, 48 centilitres aux hommes, 36 centilitres aux femmes.

Bière, un litre.

Lait, un litre et demi.

A midi, potage gras, une assiette et viànde hachée, 100 grammes.

Un plat de viande : côtelette, bœuf, etc.

Un légume : pois, haricots, salade, etc.

Le soir, bouillon gras ou soupe.

Un plat de viande : poulet, veau, etc.

Un légume,

Le matin, à 8 heures, une soupe maigre. Les divers plats de viande ou de légume sont en double, ce qui permet au malade de choisir un peu.

Les aliments sont préparés à la cuisine commune de l'hôpital et transportés dans les salles, dans des marmites en cuivre. Il existe à l'office un fourneau à gaz pour réchauffer ce qui en a besoin. Les marmites sont ensuite placées sur le chariot avec les assiettes et voiturées à travers la salle, car il n'existe pas de réfectoire. On distribue à chaque malade ce qu'il désire et il s'installe de son mieux sur sa table de nuit et sur ses genoux. La ration de boisson est donnée le matin pour toute la journée. L'administration donne au malade une nourriture qui est insuffisante pour faire la suralimentation mais qui est suffisante en fait, car chez aucun des malades l'appétit n'existe; aussi la cure d'alimentation la plus indispensable pour le malade n'existe-t-elle pas, car, si l'air représente un moyen d'améliorer le sang, la suralimentation est la condition indispensable à sa formation. Quelques fois les malades sont gavés, d'autres fois on leur donne quelque apéritif, mais en réalité, de la suralimentation il n'en faut pas parler, l'alimentation suffisante n'existant même pas. Inutile de leur donner des drogues, leur estomac ne les supporterait pas et pourrait même être fatigué et ne plus suffire à sa besogne.

B. — CURE D'AIR

Le phtisique à l'hôpital Lariboisière est-il plus heureux dans sa cure d'air? Vivre au grand air, voilà la vraie méthode. L'homme, remarque Peter, est un animal et comme tel, né pour vivre en plein air. Cet air ne doit être ni rationné, ni impur, ni confiné, ni souillé. La base thérapeutique inaugurée par Bremher, Bennett, Dettweiler, Deremberg, Grancher, Letulle, etc., est que le malade doit se trouver au contact de l'air pur, et de nuit et de jour.

Par l'exhalaison, le tuberculeux rejette de son organisme des quantités considérables de principes toxiques et d'après les expériences de d'Arsonval, l'homme est un poison pour l'homme, aussi la salle d'hôpital où de nombreux malades sont réunis exige-t-elle une aération toute particulière pour le phtisique, c'est dans ce but que les fenêtres sont ouvertes et de nuit et de jour. Comme dans la salle les malades sont sur deux rangées, on ne peut ouvrir les fenêtres que d'un côté, à cause du courant d'air. Le jour les grandes fenêtres sont ouvertes, et la nuit les vasistas seuls sont ouverts. Encore ce système ne peut-il toujours être mis en vigueur, soit que l'air soit trop vif, soit que les malades ne soient pas assez couverts, mais nous reviendrons plus loin sur ce sujet.

L'air pour le tuberculeux ne devrait être chargé ni de poussière ni de microbes. Ce n'est évidemment pas dans les salles de Lariboisière que l'on peut trouver un air sans microbe, ce n'est que dans les climats d'altitude que l'on peut arriver à ce résultat. Quant aux poussières on les a diminuées le plus possible en supprimant le balayage quotidien ainsi que le cirage et le grattage à la paille de fer. Les rainures du parquet, réceptacles de tous les germes, ont été comblées comme nous l'avons dit. La cure d'air bien comprise, d'après Sabourin, suffit pour supprimer les cauchemars et les sueurs, les quintes de toux diminuent rapidement. Le sommeil revient et la céphalée du matin disparaît. En outre l'air sec et pur est un apéritif énergique.

La cure d'air ne devrait pas se faire uniquement dans la salle au moyen des fenêtres ouvertes. Ce n'est que pour le phtisique qui ne peut se lever. Les autres doivent aller dehors. Ceux-là pour profiter du traitement doivent pouvoir rester des heures entières en plein air sans avoir rien à redouter, sous des tentes, des vérandas ou des galeries, afin de se prémunir contre l'action directe des rayons du soleil ou contre le vent. Malheureusement rien de cela n'existe à l'hôpital Lariboisière. L'été, quand le temps le permet, le malade descend au jardin où quelques bancs rares sont mis au hasard, mais ne peut y rester longtemps sans courir de danger et même sans en faire courir aux autres malades de l'hôpital, car les jardins sont communs, les crachoirs du grand modèle étant peu nombreux, et le crachoir de poche n'existant pas. De plus, le trajet de la salle au jardin est des plus longs et très fatigant pour le malade, qui souvent par crainte ne se hasarde pas à descendre, encore un des éléments du traitement et non des moindres qui ne peut être réalisé actuellement à l'hôpital Lariboisière.

C. — CURE DE REPOS

Dettweiler fut un des premiers à accorder au repos une grande importance. Il reconnut que le tuberculeux a besoin de moins dépenser pour suffire, avec ses propres forces, à la lutte contre son ennemi, mais un excès de repos, en ralentissant les échanges organiques, serait aussi préjudiciable qu'un excès d'exercice. Quand un médecin vous envoie vous reposer à la campagne, il ne vous intime pas par là l'ordre de rester toujours couché. Sabourin exige du phtisique un repos lui permettant par une moindre usure de son corps de se trouver en excès de nourriture, aussi cette cure de repos n'est-elle qu'un corollaire de la cure d'alimentation. Pour guérir, le malade a besoin de forces pour lutter, les forces qu'il acquiert d'un côté il ne faut pas qu'il les emploie inutilement. Le tuberculeux très affaibli devra garder un repos complet que des chaises longues lui faciliteraient en lui permettant de se livrer en même temps en plein air à la cure d'air ; au phtisique en meilleur état de santé des marches seront permises, mais elles devront être surveillées, mesurées, graduées, de plus la température devra les contre-indiquer. A Lariboisière le repos consiste à rester au lit ; les chaises longues, il n'y en a pas, ne lui permettent pas d'aller s'étendre en plein air ; quant aux marches elles se font dans le jardin au gré du malade qui a bien voulu descendre, et qu'aucune surveillance ne dirige, marches qui de ce chef peuvent lui être nuisibles et qui peuvent être dangereuses pour les autres malades puisque, comme nous l'avons dit, le jardin est commun.

Le repos au lit, le seul qui leur soit possible, ne l'est pas beaucoup non plus. Le malade n'y trouve pas le calme. Dès 5 heures le bruit commence, service de propreté de la salle, toilette des malades, petit déjeuner à 8 heures, à 9 heures visite, à 11 heures déjeuner, à midi nettoyage de la salle, à 2 heures visite des malades par les parents et plus particulièrement le jeudi et le dimanche, à 5 heures dîner. Enfin 7 heures du soir arrivent, l'extinction des feux, etc., mais encore le repos ne peut arriver, le voisin tousse, gémit, crie, les gardes de nuit passent et le pauvre phtisique, tenu en éveil par tous ces bruits et par sa propre toux, ne dort guère et empêche ses voisins de dormir.

Au repos physique, s'ajoute le repos intellectuel ; un jeu de dominos et de dames et quelques volumes c'est tout ce en quoi il se résume.

Quant au repos moral, le malade trouve sa vie assurée et quelques-uns de ses soucis diminuent, mais rien ne le réconforte sur son état, la visite se fait rapidement, « elle passe » et le malheureux phtisique reste avec son obsession. Ils se rendent trop bien compte de leur état et les autres malades se chargent de le leur faire savoir. Et quand on les interroge, ou qu'on veut leur donner un peu de courage, ils vous répondent « mes cordes sont cuites, nous sommes dans la salle des condamnés », et leur frayeur est telle quand ils arrivent dans ces services spéciaux que beaucoup refusent de s'y rendre. J'ai vu le fait se reproduire à plusieurs reprises dans le service du Dr Landrieux.

D. — HYGIÈNE CORPORELLE

A côté des grandes règles qui constituent la base du traitement de la phtisie, il existe des pratiques hygiéniques qui complètent la cure. Ainsi nous avons vu que la peau du tuberculeux fonctionnait mal et présentait des troubles de réaction. Ainsi les sueurs affaiblissent le tuberculeux et facilitent chez lui les bronchites, cause d'aggravation du processus tuberculeux. Par l'hygiène on peut obvier à ces inconvénients, les frictions surtout rendent de grands services. Commencées à sec on peut graduellement se servir de linge mouillé, d'éponge pour arriver au bain et à la douche. A Lariboisière on se contente de donner un bain de propreté au malade quand il arrive et pendant son séjour il est libre d'y revenir si ça lui fait plaisir, mais il en use assez peu. De plus la salle de bain ne dépend pas du service, mais est commune pour tous les malades de l'hôpital. La baignoire du service ne sert que pour les cas urgents.

Nous ne parlerons pas de l'hygiène des voies respiratoires, des exercices respiratoires et de la discipline de la toux ; il faudrait une présence continuelle du médecin, aussi rien de tout cela n'existe-t-il à l'hôpital Lariboisière. Combien par exemple il serait utile d'apprendre au tuberculeux de ne plus tousser, ce qui lui éviterait ces quintes douloureuses dont il sort brisé et qui souvent s'accompagnent de vomissements, cause d'affaiblissement.

CHAPITRE IV

DU PERSONNEL HOSPITALIER

Continuant sa lutte contre la tuberculose, la commission de la tuberculose réclama certaines améliorations pour le personnel hospitalier. La morbidité et la mortalité des serviteurs de l'assistance publique est hélas nombreuse ; de 1886 à 1895 sur 4,470 agents de toute catégorie, on a relevé 7,296 cas de maladie dont 526 de tuberculose pulmonaire. La mortalité globale dans ce laps de dix années a donné à la commission 217 décès par tuberculose sur lesquels 61 chambrés et 156 en dortoirs. Ces 61 chambrés sont des surveillants et des surveillantes contaminés plus ou moins au cours de leur vie professionnelle. Les 156 infirmiers ou infirmières morts de tuberculose représentent, on n'en saurait douter, un chiffre minimum, sur lequel il est difficile d'appuyer les conclusions qui s'imposent. M. Terrier dans une discussion à l'Académie de médecine, en 1896, disait que la mortalité par la tuberculoss chez les infirmiers, infirmières, surveillants et surveillantes était considérable. Ayant eu entre les mains la statistique de la mortalité de l'hôpital Bichat, elle serait de 20 tuberculeux sur 25 décès.

La commission indiqua trois moyens de défense : 1°

mode de recrutement du personnel; 2° son éducation hygiénique; 3° son habitat.

A l'hôpital Lariboisière, le recrutement du personnel se fait au fur et à mesure du besoin. Quand un postulant se présente, on l'adresse à l'hôpital Bichat afin de statuer sur sa santé. S'il est reconnu « bon » on l'accepte, mais souvent aussi, l'administration est obligée de fermer les yeux sur le casier sanitaire, bien heureuse de trouver un employé, car les sorties sont fréquentes et la raison en est bien simple. Interrogez un infirmier, s'il a confiance en vous et s'il ne craint pas d'être entendu, il vous répondra : on est trop mal nourri, logé et payé.

La nourriture pour les infirmiers et infirmières est vraiment insuffisante. Levés à 5 heures et libres à 8 heures du soir, on leur donne une soupe, un dessert et un verre de vin le matin à 7 heures. Au repas de midi et du soir ils ont un plat de viande et un plat de légumes, et pas moyen de choisir à son goût, il faut prendre ce qu'il y a. Les gradés ne se plaignent pas sur la quantité, ni sur la qualité, mais bien sur la préparation; forcés de déjeuner à l'hôpital, il leur est fait une retenue de 25 francs par mois. De plus c'est de 5 à 7 alors qu'ils sont à jeun qu'est faite la besogne la plus pénible et la plus dangereuse : nettoyage des salles, triage du linge sale, etc. Dans les autres hôpitaux à maladies contagieuses, les infirmiers, outre la haute paye, ont la meilleure nourriture et du rhum au réveil. Rien de tout cela n'existe à Lariboisière.

La question d'habitat est l'une des plus graves. Pour ce qui est de l'installation sanitaire des logements du personnel, il y a une réforme aussi urgente que nécessaire qui s'impose ; le logement est insuffisant, comme le disait M. Landouzy, les dortoirs sont dans un état d'hygiène inavouable. Dans une pièce à deux fenêtres, on trouve le moyen de loger 6 lits d'un côté, 6 lits d'un autre et encore un treizième entre les deux fenêtres. Les lits sont si rapprochés qu'on ne peut y glisser une chaise entre chaque. Inutile de parler des tables de nuit, ce n'est pas connu. Il y a en plus, au milieu de la pièce, un immense appareil divisé en 12 compartiments où les employés mettent leurs effets. Inutile de dire que dans un tel local, le cubage d'air est insuffisant. La propreté n'y laisse cependant pas trop à désirer, le balayage n'étant plus confié à des gens pressés et irresponsables, mais à la salubrité.

Le salaire pour un métier aussi pénible n'est vraiment pas rémunérateur, 34 francs par mois pour travailler de 5 heures du matin à 8 heures du soir avec un repas de mendiant et un lit de galérien, il faut être bien malheureux pour accepter une existence pareille, aussi dès qu'une occasion se présente, l'on s'empressse de quitter le bonnet ou la tunique. Encore pour les femmes existe-t-il un semblant d'avenir, on peut devenir suppléante, surveillante ! mais pour les hommes l'avancement n'existe pas en réalité. Puisque les hommes ne sont pas plus payés que les femmes, pourquoi le personnel ne serait-il pas en totalité masculin aux hommes et féminin dans les services de femmes. De la sorte, on trouverait plus facilemnet des infirmiers et le service ne s'en trouverait que mieux.

De plus la haute paye promise aux services de tuberculeux, à l'exemple des services contagieux, est comme Malbrough, on ne la voit jamais venir.

Enfin il a été créé une escouade de sanitaires comprenant 4 hommes et un chef sanitaire ! chaque service a un infirmier sanitaire chargé de la désinfection des crachoirs et des objets des malades dans la salle. Ils ont en outre la désinfection des crachoirs collectifs de tout l'hôpital. Ces employés touchent la haute paye, c'est-à-dire cinq francs de plus que les autres infirmiers.

Tout le personnel des tuberculeux, toujours dans un but de prophylaxie, a été pourvu d'une blouse qu'il doit quitter dès qu'il sort du service. Il lui est expressément défendu de la porter au réfectoire ou au dortoir.

Voilà à peu près ce qui a été fait à l'hôpital Lariboisière comme prophylaxie et soins hygiéno-diététiques vis-à-vis du phtisique. Il eût été possible, je crois, de faire mieux, néanmoins je m'empresse de reconnaître le bon vouloir de l'assistance publique dans ce qu'elle a entrepris.

CHAPITRE V

PERFECTIONNEMENT DE L'ÉTAT DE CHOSE

1° Dans les pavillons.

La création de services spéciaux pour tuberculeux ne devait être que provisoire, la création d'hôpitaux spéciaux pour tuberculeux ayant été reconnue indispensable. Seulement comme cet état de chose peut durer longtemps encore, nous indiquerons certains perfectionnements qui nous paraissent devoir être d'une certaine utilité. Nous avons dit que chaque pavillon réservé aux tuberculeux se trouvait entre deux autres pavillons ; c'est déjà là une cause grave de danger de contamination, l'isolement n'étant pas fait d'une façon absolue, les tuberculeux peuvent se trouver en contact avec d'autres malades, ce qu'il faut éviter. Aussi M. Debove demandail-il qu'il fût interdit de recevoir les phtisiques dans les hôpitaux ordinaires. Le pavillon n'est pas assez isolé puisque son escalier part d'une salle de non tuberculeux, et que le passage sur la terrasse interne de l'hôpital est accessible à tous les malades de l'hôpital. Enfin le pavillon n'est pas assez isolé puisque, par un couloir commun les tuberculeux peuvent se rendre au jardin, où ils sont en contact avec les autres malades. Enfin les jours de pluie, la galerie au lieu du jardin les réunit avec les malades ordinaires. Ce n'est donc pas trop exiger que de réclamer un isolement plus parfait.

Passons au détail de chaque service, nous dirons pour le cabinet de la surveillante, qu'il est vraiment regrettable que cette pièce soit totalement isolée de la salle, ce qui s'oppose à ce que la surveillante ait l'œil sur ses malades et son personnel quand elle se trouve dans son cabinet. Il est en outre envahi par les vestiaires, car le local destiné à cet usage est transformé en une pièce où l'on loge deux infirmières et encore celles qui logent dans ce réduit sont-elles des favorisées. Tant qu'à faire, il eût été plus logique d'y loger deux infirmiers du service et non au gré du favoritisme. Ce peut en outre être une source de contagion pour elles ou de contamination pour le service.

L'office ne joue qu'un rôle secondaire, les aliments arrivant tout préparés de la cuisine centrale. Si le tuberculeux est envoyé à l'hôpital pour se guérir et que la suralimentation soit une des premières choses de son traitement, pourquoi ne pas transformer l'office en une cuisine où l'on préparerait spécialement pour eux. Dettweiler, à juste raison, appelait « sa cuisine sa pharmacie ». Ce n'est pas à la cuisine centrale, où l'on a trop de bouches à nourrir, que l'on peut soigner ce qui est indispensable à un malade délicat comme l'est le tuberculeux. De plus ce que l'on ne peut faire pour tout un hôpital, on pourrait le faire pour 150 malades, c'est de leur procurer une nourriture variée, avec l'office comme cuisine, la chose serait possible. Enfin l'on éviterait de la sorte de se trouver dans l'obligation de faire réchauffer tout ce qui arrive de la cuisine.

Les salles construites pour des malades généraux sont

parfaites à ce point de vue mais lorsqu'il s'agit de phtisiques, elles ne représentent ni l'idéal ni ce qui est de mieux. La forme des angles aurait pu être modifiée afin de ne pas permettre l'accumulation de poussière, la forme arrondie répondant assez bien à cette indication. Les murs ont été peints, mais pas de façon à permettre qu'ils soient lavés, du moins depuis un an que le service existe ils ne l'ont jamais été. Et tous les jours, un large balai recouvert d'une toile-torchon sert à les épousseter. Dans la lutte acharnée aux poussières, il y a là, je crois, ou une lacune ou un défaut de direction. Le chef des sanitaires me disait qu'en époussetant lentement les poussières étaient assez aimables pour ne pas prendre leur vol et puis elles sont en si petite quantité, tous, les jours nous les faisons tomber !

De même pour le parquet, c'est uniquement avec l'eau qu'on devrait les nettoyer. Quoique les jointures des parquets aient été obturées à la paraffine, ils ne sont pas assez étanches pour être lavés à grande eau, aussi balaie-t-on les salles. On répand sur le sol de la sciure de bois humide, on balaie cette sciure et la poussière est sensée devoir y adhérer en totalité. Il est évident que ce ne sont là que des probabilités, le balai pousse toujours devant lui la sciure, mais comme elle ne glisse pas uniformément partout, il en résulte fatalement et plus particulièrement sous les lits où ce système de balayage n'est guère facile, que le balai rencontre souvent seule la poussière et follement les grains de poussière prennent leur essor, entraînent les bacilles et vont d'ici, de là, faire en partie de plaisir quelque réinoculation. Après que cette imprudence grave a été commise, on traîne un peu partout un torchon humide ? La limaille de fer elle-même n'a pas complètement disparu, et c'est par excès de zèle que l'on en fait trop usage. Son mérite est d'enlever bien et rapidement les taches du parquet. Il est de toute évidence qu'elle devrait être rigoureusement proscrite.

L'aération de la salle est suffisante par les fenêtres que l'on ouvre souvent, mais cette aération devrait être plus considérable chez les phtisiques puisqu'elle est un des principaux éléments de la cure, aussi y reviendrons-nous tout à l'heure.

Les tables de nuit ne sont nettoyées que tous les 15 jours et à l'eau de savon. Vu leur grande facilité d'être infectées, elles nécessitent un lavage plus fréquent et plus complet. Nous demanderions même que le plateau des tables de nuit fût passé à l'étuve. Le tuberculeux y pose son crachoir qu'il a pu souiller, ses cuillers et ses fourchettes qui ont été imprégnées par la salive, les fruits ou objets auxquels il a pu toucher. Le plateau de la table de nuit à l'hôpital a trop d'usages pour qu'il ne soit pas infecté des milliers de fois. A l'étuve, à l'étuve !

Un reproche plus capital à faire aux salles réservées aux tuberculeux, c'est qu'elles sont trop grandes et que partout le nombre des tuberculeux qui s'y trouvent réunis est trop considérable : Les tuberculeux ne doivent être réunis ni dans de grandes salles, ni dans des chambres qui communiquent, et si les boxes qui sont au fond de chaque salle rendent des services momentanés ; multipliés en quantités suffisantes pour isoler par un ou deux tous les malades, ils ne répondaient pas quand même à l'idée que l'on doit se faire de l'isolement du tuberculeux dans son intérêt. Les causes qui militent contre un pareil encombrement de phtisiques dans une même pièce sont multiples. Une tuberculose non ouverte ou au début ne doit pas se trouver dans le voisinage d'un caverneux, le traitement d'aération intensive du non-fébricitant sera nuisible au fiévreux, une tuberculose chronique peut être influencée néfastement par une phtisie aiguë, toute surinoculation est dangereuse. Il eût été préférable de construire dans chaque pavillon un nombre de chambres égal au nombre de fenêtres de la grande salle et d'y loger deux malades dans chaque. La surveillance eût été plus difficile peut-être et à savoir, mais aussi le tuberculeux aurait retiré sûrement un plus grand bénéfice de son séjour à l'hôpital. Mais nous ne voulons pas ici discuter les modifications de l'état de choses, nous ne nous occupons dans ce chapitre que de perfectionner ce que nous sommes obligés de subir.

La chambre d'isolement absolu qui se trouve à l'autre extrémité de la salle peut quelquefois rendre service, mais les cas sont rares chez les tuberculeux, et puis nous avons dit en outre que dans la grande salle il existait quatre boxes où l'on pouvait faire un peu plus d'isolement. Cette chambre d'isolement est souvent vide et livrée à d'autres usages. Aussi ce serait avec plaisir que nous la verrions transformée en réfectoire. De la sorte, on n'assisterait plus à cette peu appétissante distribution des repas dans la salle. Comme le dit si bien M. Grancher : « Il n'est pas jusqu'à l'insuffisance du service, et cette promiscuité sur une même table de nuit, de l'assiette et du crachoir, de l'urinoir et du verre, qui n'ajoute au dégoût naturel du phtisique pour les aliments. » L'alimentation du phtisique joue un trop grand rôle dans son traitement, pour qu'elle ne prime pas toute chose. Dans cette pièce, il y a normalement deux lits, trois y contiendraient facilement. On pourrait donc y placer trois tables qui seraient assez grandes pour réunir tous les tuberculeux d'une salle et même il y aurait souvent des vides, les tuberculeux se trouvant bien des fois dans l'obligation absolue de garder le lit. Serait-ce trop de demander à l'assistance qu'un couteau pour ses malades ? C'est vraiment honteux de voir les malades tirer sur leur morceau de viande. M. le Dr Duguet a obtenu la chose pour ses malades, ne pourrait-on en faire autant pour les autres salles ?

Le crachoir, tombeau de la tuberculose, a attiré vivement les soins de tout le monde. Le modèle de lit du Dr Duguet est le seul employé à Lariboisière, il est très commode mais évidemment il a certains défauts. Assurément, cet ustensile n'a rien de beau à voir et la présence constante sous les yeux du malade de cette expectoration qui l'épuise, n'est pas faite pour remonter son moral, aussi, verrions-nous avec plaisir substituer au verre transparent un verre opaque.

Une question qui ne manque pas d'intérêt, est celle du liquide que l'on doit mettre dans le crachoir. Les diverses solutions employées ont un double but : 1° d'empêcher la dessiccation des crachats ; 2° une action microbicide. La tuberculose se propageant surtout par les crachats qui se dessèchent et se mêlent aux poussières de l'atmosphère, le premier devoir est d'empêcher cette dessiccation, aussi n'est-ce pas contre le liquide mis dans le crachoir que nous nous récrions, mais contre sa qualité. En effet, j'ai vu à plusieurs reprises des malades prendre leur crachoir et essayer de boire leur contenu ; évidemment, les cas ne sont pas très fréquents mais le fait se produit. Si le liquide employé est toxique, les conséquences peuvent être graves pour le malade. L'action microbicide du liquide n'a dans les salles vraiment pas une grande utilité puisque le contenu des crachoirs n'est vidé qu'après avoir été soumis 20 minutes à l'autoclave à une haute température. Aussi verrions-nous avec plaisir substituer de l'eau simplement bouillie aux diverses solutions employées.

Le crachoir collectif, système Thoinot, est des plus pratique, mais c'est à peine si l'on en trouve deux ou trois dans les jardins ; leur nombre y est tout à fait insuffisant d'abord par simple propreté et ensuite surtout parce que les jardins sont communs aux tuberculeux isolés et aux autres malades. Même parmi ces derniers, le nombre des tuberculeux est considérable, comme nous le verrons tout à l'heure. Les crachoirs collectifs sont très nombreux dans les galeries, nous demandons qu'il en soit de même pour les jardins. Nous admettons évidemment une solution antiseptique dans ces crachoirs, car elle ne peut faire courir aucun risque aux malades.

Le crachoir de poche n'est pas connu à l'hôpital Lariboisière et cependant je crois qu'il pourrait rendre de bons services. Dans l'intérieur de l'hôpital il ne serait utile que lorsque le malade serait levé ou au jardin et encore si les crachoirs collectifs étaient en grand nombre, il serait presque inutile, mais c'est lorsque le tuberculeux aura quitté l'hôpital qu'il rendra des services, si le phtisique s'est déjà habitué à s'en servir; et la prophylaxie sur la voie publique n'existant pour ainsi dire pas, il serait bon de saisir toutes les occasions pour la créer. Le modèle de Robert Simon réunit toutes les qualités désirables, pas très gros, noir, étanche et facile à désinfecter.

2° Dans l'alimentation.

Comme le dit M. Grancher: « Les tuberculeux ont besoin d'une ration d'entretien et d'une ration de guérison, c'est-à-dire d'être suralimentés. Mais cette ration de guérison ne viendra qu'à titre de renfort et à la condition expresse de ne prendre la place d'aucun des aliments de la ration d'entretien ». Et cette suralimentation doit être regardée comme le point capital du traitement, l'alimentation fournissant les matériaux nécessaires à la génération du sang.

Nous avons vu que, en tournant le règlement, les médecins dans les services des tuberculeux de Lariboisière étaient arrivés à procurer à leurs malades un régime de faveur. Mais un plat de viande et un plat de légumes à chaque repas ne constituent jamais qu'une ration d'entretien et celle que le tuberculeux vient chercher à l'hôpital, la ration de guérison, celle-là n'existe pas.

D'abord, dans la majorité des cas, le phtisique est atteint d'anorexie et souvent aussi de vomissements, toutes causes qui amènent un amaigrissement rapide. Ces deux affections ne sont pas insurmontables et l'influence du médecin sur le malade est des plus considérable. On ne doit cesser de répéter au phtisique : Mangez, mangez.

Sabourin a raison de dire qu'il faut convaincre le malade que le dicton : « l'appétit vient en mangeant », est fait pour lui. Et le cas de son malade sans appétit et qui rejetait ses aliments est des plus intéressants. Pendant 15 jours, il rendit le repas qu'il avait absorbé, mais immédiatement après il recommençait son repas ; au bout d'un mois il mangeait comme tout le monde. Si, malgré tout, les vomissements persistent, on pourrait gaver le malade et M. Debove a de la sorte obtenu de très bons résultats, car il n'y a aucune relation entre l'appétit du tuberculeux et la facilité de digérer les aliments.

Tout récemment on s'est servi de la crymothérapie pour lutter contre l'anorexie des tuberculeux, M. Pictet ayant remarqué que le séjour de cinq à six minutes dans un puits frigorifique à — 100° produisait le désir de la faim. Pour obtenir ce résultat d'une façon pratique, M. Richard place un sac contenant 2 kilogrammes d'acide carbonique sur la région épigastrique du malade. La neige carbonique atteint la température de — 80°. La peau protégée par une épaisse couche d'ouate reste à 25°. Le froid agirait ici comme les rayons X qui traversent plus ou moins certains corps. Le foie et divers autres organes seraient peu diathermanes et subissant l'action du froid exciteraient le réflexe de la faim pour lutter contre ce refroidissement.

Si l'on est parvenu à rendre au tuberculeux son appétit, il faut en profiter pour le pousser à l'embonpoint. Gallavardin, dans un article très intéressant sur le traitement de la phtisie, dit qu'on doit prescrire aux phtisiques les aliments qui produisent le plus de chaleur, puisque ce sont ceux-là qui produiront le plus de force. En conséquence, il faut prescrire en premier lieu les matières grasses, lait, crème, beurre, graisse de viande, moelle des os, lard, huiles végétales ou animales. En second lieu, les féculents ou farineux, pois secs, fèves, haricots, lentilles. En troisième lieu, les matières sucrées, figues, raisins, cerises, fraises.

Le lait est un des meilleurs aliments de suralimentation, car son usage devrait être employé non comme un aliment, mais comme un complément. Pendant ses repas, le tuberculeux devrait en faire usage comme boisson ; pendant la journée, à la moindre sensation de faim ou de soif, c'est à lui qu'il devrait recourir. Ce sera, suivant l'expression de Dettweiler, le sou d'épargne que l'on amasse en cachette. Aussi voudrions-nous que le lait fût accordé en toute liberté aux malades. Or, il n'en est rien, d'abord il y en a qui le troquent pour du vin et les autres plus raisonnables n'en ont jamais assez ; la question de degré ne devrait pas intervenir.

Le beurre, un des aliments que les malades se procurent le plus en cachette, n'est pas connu à l'hôpital. Ah ! dame, si l'on veut faire tous les caprices du tuberculeux, on n'en finirait plus. Oui, mais justement le caprice du tuberculeux est le seul moyen d'arriver à le guérir, il faut donc lui procurer ce qu'il est venu chercher à l'hôpital.

De même pour les aliments très azotés, indispensables pour la constitution des globules rouges, petits amas d'azote vivants, on ferait bien de s'adresser à la viande, mais outre qu'elle est chère et que les aliments les plus azotés sont les pois, les haricots, les lentilles, on devrait faire de ceux-ci un usage quotidien. Le tuberculeux avale un peu de sa côtelette, grignotte son poulet, tandis que les purées seraient avalées par lui sans fatigue (le tuberculeux vous dit : Ça me fatigue de manger). De plus, leur digestion serait très facile, or, il faut beaucoup compter avec l'estomac du tuberculeux. Par ce procédé on arrive assez vite à remonter l'état du tuberculeux et l'on pourra alors songer à lui donner une alimentation plus substantielle, plus productive de force vitale.

Aussi verrions-nous avec plaisir l'office actuel transformé en cuisine, de façon à préparer toutes les trois heures aux tuberculeux des potages très assimilables et très nourrissants. La viande ne serait donnée qu'aux deux grands repas. Enfin, pour prendre ses repas, le malade aurait un réfectoire.

3° Dans la cure d'air.

L'air atmosphérique est, comme dit M. Lagrange, un aliment gazeux qui fournit au corps des éléments pour son entretien et sa réparation. Plus cet air sera riche en oxygène, plus il agira sur la nutrition et la restauration d'un organisme apauvri. Mais le pouvoir nutritif de l'air varie suivant le lieu où on le prend, ainsi l'air d'une salle sera moins nourrissant, moins réparateur que celui d'un jardin.

En outre, l'homme est un poison pour l'homme par les ptomaïnes qu'il exhale, ainsi que l'ont démontré les expériences de d'Arsonval, et si ces ptomaïnes ne créent pas la tuberculose, elles la facilitent autant qu'une inoculation.

Donc il faut faire respirer aux tuberculeux un air pur et bien oxygéné. Pour se procurer cet air et lui conserver sa bonne qualité, un renouvellement continuel est indispensable.

En somme, l'unique principe de la cure d'air est l'aération continue, avec un air pur et bien oxygéné.

D'où découle l'obligation de ne pas entasser nombreux les malades dans une même salle, puisqu'ils se nuisent réciproquement, et ensuite de leur fournir un air sans cesse renouvelé. Nous avons dit plus haut que l'on aurait pu éviter cette réunion de malades en divisant la salle en autant de chambres qu'il y a de fenêtres. On pourrait élever des cloisons vitrées dont le lavage serait facile et qui en outre permettraient une surveillance facile des malades. La chose existe à l'hôpital des Enfants-Malades dans le service de M. Sevestre pour l'isolement des diphtériques aiguës. L'avantage énorme de cette amélioration est que la cure d'air pourrait se faire d'une manière beaucoup plus régulière. Les malades réunis dans une même salle sont plus ou moins aptes à supporter l'aération, les nouveaux arrivants ne sont pas entraînés, d'où plaintes de certains malades et ouverture très incomplète des fenêtres. De plus les malades pourraient être mieux répartis et logés par deux, ils ne seraient plus exposés à se voir réinfectés par leurs voisins. Une tuberculose au début ne côtoyerait pas une caverne, les fébricitants se trouveraient avec un autre fébricitant. En un mot on pourrait tenter la cure d'air tandis que la chose n'est guère faisable. Le tuberculeux qui garde le lit doit avoir sa fenêtre ouverte la nuit comme le jour mais ce traitement doit être assez surveillé et ce n'est qu'après une accoutumance suffisante qu'on pourra laisser le malade respirer un air de n'importe quelle température. A Davos on laisse les fenêtres ouvertes par des températures de 20° au-dessous de zéro. Il va de soi qu'il faut veiller à ce que le phtisique ne se refroidisse pas. On lui donnera les couvertures dont il aura besoin, on lui donnera aussi une bouillotte. La fenêtre ouverte n'est pas une contre-indication du chauffage de la salle, une des raisons qui s'oppose à la cure d'air à Lariboisière, c'est que l'administration ne fournit pas à ses malades des moyens suffisants pour se prémunir contre le froid.

Mais la cure d'air ne se fait pas uniquement à l'intérieur, au contraire. Tout tuberculeux qui peut se lever doit passer ses journées entières dehors, au grand air, mais ici encore, il faut prendre des précautions. Il faut d'abord que cette cure puisse se faire par tous les temps, par conséquent, il faudrait construire une galerie, qui mettrait le turberculeux à l'abri de la pluie, du vent et du soleil. L'on pourrait par exemple construire à l'extrémité du pavillon et à chaque étage une véranda ; elle serait utile pour le tuberculeux trop faible pour aller dans le jardin, elle servirait aussi aux autres tuberculeux non encore accoutumés. Quant à la galerie elle est de toute utilité car si le tuberculeux a besoin de suralimentation, il a aussi besoin de suraération. Et cette galerie devrait posséder un nombre de chaises longues suffisant pour leur permettre de suivre en même temps la cure de repos. Elle aurait des stores pour éviter le soleil et le vent qui sont nuisibles quand ils frappent directement le malade. Indirectement le soleil est utile par son action microbicide et le vent par le changement constant de l'air ambiant. On devra veiller à ce que le malade ne se refroidisse pas, il suffira de le bien couvrir. Mais comme nous l'avons dit plus haut au chapitre de l'hygiène corporelle, il est préférable de l'habituer à réagir contre le froid, c'est par l'hydrothérapie que l'on peut arriver assez facilement à ce résultat.

La cure d'air par ses effets a trop d'importance pour qu'on la néglige. Elle a une action sédative sur la muqueuse bronchique et calme la toux ; avantage précieux, elle excite l'appétit du malade ; elle fait disparaître les sueurs, et endurcit le phtisique contre les intempéries et les variations de température qui étaient pour lui une cause incessante de bronchites.

4° Dans la cure de repos.

La cure de repos est une forme de la cure d'air, et la considérer uniquement comme un corollaire de la cure d'alimentation est une erreur. L'immobilisation, ou repos, a pour effet de diminuer les mouvements respiratoires, il est vrai qu'elle diminue les pertes organiques. Or le but de l'aération continue est de produire chez le phtisique une suroxygénation, et de s'opposer au séjournement dans les poumons des produits excrémentitiels de la respiration. Puisque le taux d'oxygène absorbé par l'organisme dans un temps donné augmente en proportion directe du travail musculaire effectué, immobiliser systématiquement le phtisique, c'est le priver du bénéfice de l'aération continue. Oui, mais le tuberculeux ne doit rien perdre, il doit au contraire toujours économiser, et le travail musculaire sera une cause de déperdition. Si l'exercice entraîne une dépense, il engendre aussi l'appétit et favorise l'assimilation. Le contrôle du poids est là pour le prouver. Seulement il faut que le malade soit entraîné, et alors le travail de réparation finit par dépasser le poids perdu. Les tissus acquis par le surcroît d'assimilation sont de beaucoup plus résistants et plus stables que ceux qui sont dus à un défaut de désassimilation. La graisse que l'on fait emmagasiner aux volailles par le gavage ne représente pas un accroissement de force vitale. Mais il y a une raison capitale qui réclame l'immobilisation, c'est la température. Tout état fébrile crée un danger chez les tuberculeux, aussi lorsque la température montera à 37°,5 ou 38° faudra-t-il prescrire le repos. Alors l'immobilisation a cet avantage que les dépenses sont réduites au minimum, l'organisme pourra rapidement réparer ses forces. Pour permettre cette cure de repos à ceux qui sont plus ou moins fébricitants, il n'y a qu'un moyen, c'est la chaise longue. Dans la galerie dont nous réclamions la construction pour la cure d'air serait placé un nombre suffisant de chaises longues divisées par groupes suivant le degré de la maladie ; la galerie serait divisée en un certain nombre de compartiments permettant ce groupement. Sur sa chaise longue, le phtisique sera bien couvert et l'on veillera à ce que rien ne puisse lui provoquer du refroidissement.

Le repos moral que l'on doit procurer aux malades est bien minime ; quand le chef fait sa visite il ne lui est guère possible de s'attarder auprès de chaque lit et de prodiguer à chaque malade des paroles de consolation, aussi devrait-on procurer aux malades certaines distractions pour qu'ils ne soient pas toujours en présence de leur triste situation. Je crois que le séjour du phtisique hors de la salle commune lui serait sur ce point encore d'une précieuse utilité. La galerie pourrait être assez large pour permettre et la cure de repos et la cure libre. Les malades s'y réuniraient au gré de leurs affinités en petits groupes dont les causeries bruyantes indisposeraient les malades obligés de garder le lit.

5° Dans l'hygiène corporelle.

Nous avons dit que le tuberculeux à Lariboisière prenait un bain de propreté de très loin en très loin et cependant l'hygiène du corps est indispensable chez les tuberculeux, car, facilitant les échanges cutanées, elle en règle aussi le cours. La transpiration du tuberculeux peut et même disparaît par l'hygiène. Nous avons indiqué comment on arrivait à tonifier pour ainsi dire la peau des phtisiques. Comme dans les hôpitaux on ne peut faire des frictions à tous les malades, ni même donner des bains, nous réclamons la douche. Nous voudrions que dans chaque service il y eût une douche en arrosoir dont chaque malade pourrait lui-même diriger la manœuvre.

Les promenades sous la galerie feront faire aux malades une gymnastique pulmonaire suffisante qu'il serait trop long de leur faire exécuter si l'on exigeait d'eux un repos absolu.

6° Perfectionnement dans les services d'aigus.

Il est une chose vraiment surprenante, comme me le disait le Dr Florand, c'est que l'on s'attache uniquement à faire de la prophylaxie anti-tuberculose dans les seuls services d'isolement. Si le bacille de Koch est nuisible pour quelqu'un, il semble vraiment que ce soit surtout pour celui qui n'est pas tuberculeux. A plus forte raison, si ce quelqu'un se trouve en état de réceptivité. Or que fait-on dans ce but dans les salles d'aigus? Rien, et cependant c'est là tout particulièrement qu'il faudrait agir. Si, dans la salle d'aigus il n'y avait pas de tuberculeux, la chose serait un peu excusable.

Mais les tuberculeux dans les salles sont très nombreux, plus du tiers sont déclarés comme tels. Et quand bien même il n'y aurait pas de tuberculeux avérés, il faut quand même faire de la prophylaxie. Le pleurétique pour M. Landouzy est un tuberculeux. Le malade à respiration rude au sommet est un tuberculeux pour M. Grancher, et puis, combien de maladies dont l'origine nous était inconnue et dont le microbe a été découvert; aussi demandons-nous que les mêmes précautions soient prises dans les salles d'aigus que dans les salles d'isolement. Désinfection quotidienne des crachoirs, lavage de la salle et suppression du balayage. Que des crachoirs d'appartement montés sur pied soient placés dans les escaliers et les corridors, et que des écriteaux soient placés partout pour indiquer qu'il est défendu de cracher par terre.

CHAPITRE VI

EFFETS UTILES OU NUISIBLES
DE L'ÉTAT DE CHOSE ACTUEL

Après avoir examiné ce qui est fait à l'hôpital Lariboisière et dit comment, même en gardant le mode actuel, d'isolement on pourrait arriver à être utile au tuberculeux, nous allons maintenant, avant d'indiquer, ce qu'il serait préférable de faire, voir quel sont les avantages ou les préjudices qui ont résulté, et pour le tuberculeux et pour le malade d'affection aiguë, de cette création de salle d'isolement.

1° Pour le phtisique.

L'isolement des tuberculeux dans des salles spéciales a l'avantage de les préserver d'infections secondaires, qu'ils pourraient contracter par le voisinage de maladies diverses, et qui aggraveraient énormément leur situation. Leur isolément a en outre permis de faire un peu de traitement hygiéno-diététique.

Ainsi pour l'aération, quoiqu'elle soit des plus importante, il est cependant possible de laisser les fenêtres ouvertes, ce qui n'est pas faisable dans une salle où l'on réunit des malades atteints d'affections diverses. L'alimentation est aussi un peu meilleure dans les salles d'isolement car le règlement y est assez transgressé pour permettre au malade de suivre un régime dit spécial et tout de faveur. Enfin, l'hygiène y est préférable et les mesures de propreté plus sévères. Mais tout cela est de peu de valeur quand on regarde les résultats obtenus.

M. le Dr Duguet disait à la séance du 28 mars 1898 à la commission de la tuberculose en parlant des résultats obtenus à Lariboisière par l'isolement : « Ces résultats sont tout simplement déplorables à tous les points de vue, au point de vue médical comme au point de vue humanitaire. La mortalité a été effrayante ; en trois mois 145 décès pour les quatre salles d'isolement. La manière dont les tuberculeux sont enlevés de la salle des maladies générales leur cause un véritable effroi. Les tuberculeux au lieu d'être introduits directement de la consultation dans le service d'isolement passent par la salle commune. Ils attendent là le diagnostic du médecin et ce n'est qu'après, voire même dans les jours suivants, qu'ils sont conduits à l'isolement.

Assurément ce mode de recrutement des malades est défectueux, comme le dit M. Duguet, mais il a sa raison d'être. Les services d'isolement ont été construits dans un double but de prophylaxie et de traitement. Le tuberculeux encombrait les salles de maladie générale et pour permettre aux chefs de service de se débarrasser de ces malades, aussi encombrants que nuisibles, on leur a fourni un certain nombre de salles où ils peuvent déverser le trop plein de leur salle. Trop plein dû aux phtisiques et aux miséreux que l'on accepte par force, sans quoi on les remplacerait par d'autres tuberculeux. Si l'administration n'imposait pas aux chefs de service un nombre de lits supérieur à celui qui devrait être réglementaire, assurément ils pourraient réagir contre un pareil abus, mais, comme nous le verrons plus loin il n'en est pas ainsi, et même il semble avec l'état de choses actuel difficile de pouvoir agir autrement. Si le tuberculeux passait directement de la consultation à la salle d'isolement, il en serait d'elle comme des salles communes. Le malade n'aurait pas contre ces salles, l'effroi réel dont parle M. Duguet et que j'ai moi-même constaté, au point que bon nombre de malades ont préféré s'en aller que de passer à l'isolement. Mais, le nombre des admissions serait excessif et il en résulterait de l'encombrement et, de plus, le chef de service se verrait dans l'obligation de conserver les tuberculeux dangereux qui seraient dans son service. L'admission directe par la consultation n'est admissible que si les salles communes sont rigoureusement interdites aux phtisiques et, sur ce point, nous nous rapprochons fort du Dr Debove qui va jusqu'à demander l'exclusion du phtisique des hôpitaux de maladie générale. Malheureusement il ne peut en être ainsi, les salles d'isolement étant insuffisantes pour recevoir tous les tuberculeux qui se présentent à la consultation, l'on se voit dans l'obligation de donner l'hospitalité aux phtisiques, qui se trouvent dans une période aiguë. La seule salle qui leur soit ouverte est la salle commune, l'autre, nous l'avons dit, devant être fatalement envahie.

Les résultats obtenus par l'isolement n'ont pas été merveilleux, et dans le tableau suivant nous établissons les proportions des décès et des sorties, par rapport aux entrées durant l'année 1898 (1).

		Entrées.	Décès.	Sorties.
Salles :	Langle A.	175	64	97
—	Langle B.	204	88	101
—	Rabelais.	391	130	226
—	Louis.	248	114	107
	TOTAUX. . . .	1,018	396	531

Il résulte d'après ces chiffres que la proportion des décès relativement aux 927 malades décédés ou sortis a été de 42,71 pour 100 et celle des sorties de 57,28 pour 100, Ces sorties ne représentent nullement des guérisons, tout au plus quelques améliorations. La grande majorité des malades qui quittent l'hôpital s'en va pour ne pas y mourir. Quelques-uns partent pour Vincennes ou le Vésinet, mais on ne tarde pas à les voir revenir; quant aux guérisons, il est impossible de suivre les malades pour savoir ce qu'ils deviennent, mais l'état dans lequel ils quittent l'hôpital est si précaire, que pas un ne sort en réalité guéri et l'amélioration dont il a bénéficié laisse, hélas ! peu de doute sur sa courte durée.

Un pareil résultat est attribuable à bien des choses. D'abord, comme nous l'avons dit, le traitement hygiéno-diététique reconnu actuellement comme un des meilleurs contre la tuberculose est à Lariboisière si non nul, du

(1) Nous avons laissé volontairement de côté la salle Grisolle où le Dr Duguet, dans un but humanitaire, réunit d'autres tuberculeux que des phtisiques

moins très imparfait. Ensuite les malades arrivent à l'hôpital comme le dit d'une manière si pathétique M. Grancher, après avoir couru de l'hôpital au Bureau central pour obtenir la feuille d'admission : « huit à dix jours de suite ils renouvellent leurs tentatives infructueuses ; pendant ce temps ils ne travaillent pas et en conséquence ne mangent pas ; la maladie fait des progrès rapides. Enfin, ils sont reçus à l'hôpital et ils y meurent..... à moins qu'ils ne soient morts en chemin ». Il est évident que, dans de pareilles conditions, le phtisique ne peut tirer que de bien faibles résultats du traitement auquel on va le soumettre. Aussi, loin d'être utile au phtisique, la salle d'isolement lui est plutôt nuisible indirectement, en ce qu'elle ne permet de recevoir le tuberculeux que lorsqu'il est incurable, que lorsqu'il serait inhumain de le renvoyer. Placés de bonne heure dans des hôpitaux spéciaux, il eût été sûrement possible de faire quelque chose d'utile pour ces malades.

La création de pavillons d'isolement avait en outre le but prophylactique de supprimer le phtisique des salles d'aigus. On n'est pas arrivé à ce résultat, du fait même qu'on s'est trouvé dans l'obligation de faire passer le tuberculeux, comme nous l'avons dit, par la salle commune. En outre, parce qu'il y fait un séjour trop long avant de passer à l'isolement. Dans la salle Bouley, d'après le Dr Landrieux la moyenne quotidienne des tuberculeux varie entre 15 et 20, ce n'est guère rassurant, près du tiers des malades.

2° Pour le malade aigu.

Les tuberculeux admis dans les hôpitaux de Paris occupent et très longtemps un nombre de lits considérable, aussi la place réservée aux malades aigus devient-elle de plus en plus restreinte, car la population hospitalière augmente avec la population urbaine sans que pour cela les hôpitaux augmentent en proportion. « Si ce sont des malades, l'hôpital est ouvert aux tuberculeux, mais si ce sont des malades contagieux, dit le Dr Nopias, les hôpitaux de Paris ne sont pas institués pour les recevoir. » De plus, le poitrinaire est sinon un incurable, du moins un chronique, il relève donc de l'hospice et non de l'hôpital. Si, comme le dit le Dr Letulle « on accepte les principes de sociologie moderne, qui considèrent tout malade indigent, autrement dit tout individu hospitalisable, comme ayant droit à des soins appropriés à la nature de sa maladie et aussi prolongés qu'elle, on ne peut nier qu'un phtisique chroniquement atteint doit être regardé comme un malade d'hospice. Or, c'est précisément l'inverse qui a lieu depuis un temps indéterminé à Paris où les tuberculeux sont confondus dans nos services généraux. (Nous avons dit que malgré les pavillons d'isolement, l'état de choses ne s'était pas modifié.) Il n'y a donc aucune exagération à affirmer que l'hygiène des tuberculeux admis dans les hôpitaux de Paris est défectueuse et que l'accumulation de ces chroniques créant l'encombrement de nos services, nuit à l'hygiène générale des autres malades. La décentralisation des phtisiques serait donc un des bons moyens de lutter contre l'encombrement des hôpitaux. » Aussi, en demandant l'isolement des tuberculeux, la commission réclamait-elle une des choses les plus utiles. Avantage pour le phtisique qu'elle croyait pouvoir être mieux soigné ; prophylaxie pour le malade aigu dont elle voulait éviter la contagion, hygiène pour lui en produisant le désencombrement. Malheureusement aucun de ces trois buts n'a été atteint, nous l'avons déjà indiqué pour les deux premiers, quant au troisième, l'état de choses a plutôt été aggravé.

L'encombrement, comme le dit M. Letulle, « est la pire maladie. Le cubage d'air d'une salle d'hôpital sévèrement établi devrait être le palladium hygiénique d'un service bien organisé. Est-ce ainsi que fonctionnent les hôpitaux de Paris ? La réponse à cette question est désespérante. Les hôpitaux généraux de la ville sont perpétuellement infestés par des lits supplémentaires ; les brancards encombrent la majorité des services. En vain les chefs de service s'efforcent de ne conserver que les grands malades, chaque jour les surcharges s'accumulent envers et contre tous. »

Nous avons relevé le nombre de lits supplémentaires, c'est-à-dire de journées de malades en surplus, du 1er janvier 1898 au 1er janvier 1899, dans la salle Bouley, du Dr Landrieux, et nous avons trouvé en moyenne quotidienne pour chaque mois :

Janvier	Février	Mars	Avril	Mai	Juin
19	21	20	11	11	23
Juillet	Août	Septembre	Octobre	Novembre	Décembre
14	18	22	17	14	21

Ce qui fait une moyenne de 54 à 55 lits dans une salle

où le maximum doit être de 37 lits, donc un tiers de lits en trop. Nous avons dit que le nombre quotidien des tuberculeux y était aussi d'un tiers environ. Par contre, le brancard est rigoureusement proscrit des salles d'isolement, comme si, me disait le Dr Florand, le malade aigu ne représentait pas une unité plus digne d'intérêt social que le tuberculeux dont l'existence sera toujours précaire.

Les conséquences d'un pareil état de choses ne peuvent être que des plus graves. Les malades atteints d'affections aiguës et curables se trouvent dans de très mauvaises conditions hygiéniques d'abord pour rétablir leur santé. Obligés de vivre dans un intérieur surchargé, où l'air est en quantité insuffisante, où l'atmosphère est empesté par un nombre de déchets organiques sans cesse croissant, où voulez-vous que le malade puise l'air sain et salubre qui lui permettra de reprendre des forces pour lutter contre son mal. Les maladies sont vraiment assez dangereuses par elles-mêmes sans aller leur fournir indirectement des armes mortelles. Le malade n'a pas seulement besoin de soins, il lui faut aussi une bonne hygiène. Et ces soins eux-mêmes ne peuvent pas lui être prodigués comme on le pourrait et mieux, comme on le devrait. Que de fois ne m'est-il pas arrivé, alors que j'étais externe de M. Landrieux de me trouver dans l'obligation de débrouiller avec mon collègue et ami Paul Juquelier le cas pathologique d'une vingtaine de lits supplémentaires. C'est à peine si nous avions le temps de prendre quelques mots sur l'affection qui amenait le malade à l'hôpital afin de donner au chef un diagnostic des plus imparfaits, sinon faux. Et même ceci me rappelle le fait qui arriva à mon collègue et ami Cottu qui, après avoir visité les vingt malades aigus de la salle, avait en outre une quinzaine de malades entrants à examiner. Sur le nombre, était un pauvre vieux chez lequel il ne trouva rien autre chose qu'une artério-sclérose généralisée et une profonde misère. Rien à l'examen du thorax et de l'abdomen. On apprend qu'il a été renvoyé la veille d'un autre service de Lariboisière et cette constatation confirme le diagnostic de misère pure. Comme l'on ne peut conserver tous ces malades, il faut faire un choix parmi eux. On garde ce vieillard deux ou trois jours et on se disposait à le renvoyer au bureau de bienfaisance, lorsqu'un matin il meurt subitement en montant l'escalier. A l'autopsie on trouve un énorme caillot dans l'arrière-cavité des épiploons, le malade avait succombé à la rupture d'un anévrysme de l'aorte abdominale placé très haut tout contre le diaphragme. Il semble que si l'on avait eu le temps nécessaire pour faire un examen approfondi, pareille erreur ne serait pas arrivée. Et vraiment personne ne peut être accusé d'insouciance. Si le premier malade examiné par le chef présente un cas un peu intéressant, il prend tout son temps surtout si les stagiaires sont là pour profiter de ses leçons. Aussi se voit-on dans l'obligation de passer très rapidement devant les autres malades.

Le personnel est surmené, aussi fait-il de son service le strict nécessaire, ne pouvant procurer aux malades les mille petits soins qui rendent leur séjour moins pénible et leur montrer qu'ils ne sont pas entièrement abandonnés. Pour que le malade de la salle retire de son séjour à l'hôpital la plus grande somme possible de bénéfices, le premier devoir est de supprimer le brancard, puis de lui éviter le danger de contamination.

La création de pavillons d'isolement pour les phtisiques a eu pour conséquence de rendre le nombre de brancards plus considérable et, ce qui est encore plus grave, de priver le malade aigu de quatre grandes salles, c'est-à-dire de 160 lits par jour. Et même le nombre des tuberculeux a augmenté, les autres hôpitaux leur indiquant Lariboisière comme un hôpital spécial pour leur maladie.

Ce n'est pas la création, mais bien la construction de pavillons d'isolement qui eût été utile, car en favorisant l'un, elle n'eût pas lésé l'autre.

CHAPITRE VII

DE L'UTILITÉ DU SANATORIUM

La tuberculose est plus qu'une maladie, dit M. Léon Petit, « elle est une grave question sociale qui, à l'heure présente, se pose dans toutes les sociétés civilisées, dont elle affaiblit la vitalité et compromet l'avenir. Question sociale non seulement par sa contagiosité, mais surtout par ses ravages, la tuberculose emprunte un caractère particulièrement inquiétant aux causes sociales qui favorisent son développement et aux conséquences qu'elle entraîne ; conséquences menaçantes pour la postérité, les collectivités humaines. »

Et cependant nombreux sont ceux qui nous ont montré qu'il y avait possibilité de circonscrire et d'enrayer le mal.

Le moyen consiste dans une hygiène sévère et certaines mesures qui ne peuvent être employée pour le tuberculeux indigent que dans des établissements spéciaux.

Nous avons du reste montré combien l'hôpital ordinaire répondait peu à ce genre de cure, qu'il était même nuisible et pour le tuberculeux et pour le malade ordinaire.

D'ailleurs la commission de la tuberculose considérait l'isolement actuel seulement comme provisoire en attendant mieux : l'essai a trop duré et est vraiment trop dangereux pour ne pas se décider promptement à une solution plus radicale et définitive.

Les nations voisines ont compris toute la gravité du mal et nous ont dépassés dans son traitement.

La Suisse élève partout des sanatorium pour ses tuberculeux indigents. La ville de Berne possède le sanatorium de Schwendi qui renferme 80 lits. Bâle a destiné Davos à ses malades nécessiteux et la ville de Glaris a fait construire un sanatorium de 30 lits à Braunwald.

L'Allemagne sous l'impulsion des théories de Dettweiler et Brehmer, s'agite dans tous les rangs de la société pour venir en aide aux phtisiques indigents. Aussi est-ce par vingtaine que l'on peut compter ses asiles : il est vrai que les sociétés d'assurances entrent pour une large part dans les questions pécuniaires. Oderberg contient 115 lits ; dans la Bavière on n'en trouve pas moins de 6 et le sanatorium de Plonegg comporte 120 lits.

En Angleterre il y a pour les phtisiques l'hôpital Royal, Brompton, Victoria-Park, Mount-Vernon, Ventnor, Craigleilh.

Dans ces établissements de l'étranger les malades sont tous obligés de payer une certaine redevance mais le prix n'en est pas très élevé.

En France, qu'avons-nous fait, hélas bien peu de chose. Le Dr Sabourin après Le Vernet, a fondé un sanatorium à Durtol près de Clermont-Ferrand ; le Dr Crouzet dirige près de Pau le sanatorium de Trespocy. A Villepinte en

Seine-et-Oise une fondation particulière tient 160 lits à la disposition de jeunes filles poitrinaires. L'Œuvre des Enfants-Tuberculeux possède l'hôpital d'Ormesson avec 80 lits et celui de Villiers-sur-Marne qui a 120 lits.

Lyon, sous l'inspiration du Dr Demarest, a construit pour ses tuberculeux de la classe moyenne l'hôpital de Haute-Ville et dernièrement Le Havre vient de décider qu'il devait créer un sanatorium populaire, dans l'endroit le plus favorable du département avec le concours des communes, cantons et arrondissements.

Qu'a fait l'Assistance publique pour les tuberculeux pauvres de Paris? Elle a fait construire à Berck-sur-Mer un grand établissement de 160 lits pour les enfants tuberculeux et actuellement elle fait bâtir à Angicourt, dans l'Oise, un hôpital qui est construit sur les plans de Falkestein, mais l'achèvement définitif ne sera effectué qu'en 1900, et l'Assistance publique disposera de 102 lits à cette époque. (L'Allemagne en 1898 a 2,500 lits pour recevoir ses tuberculeux pauvres dans des sanatorium (1). Un contre-projet permettra peut-être d'avoir 200 lits, mais quand?

Comme l'Assistance a besoin de 2000 lits pour ses tuberculeux, elle a eu recours à l'isolement qui doit s'effectuer dans une dizaine d'hôpitaux et qui en réalité n'a eu son exécution qu'à Boucicaut et Lariboisière. Dans sa thèse de 1898, le Dr Pierrhugues nous montre que quelques progrès ont été réalisés dans le service du Dr Le-

(1) Sersiron. *Thèse*, Paris, 1898.

tulle mais que cela est loin d'être suffisant et que la création d'hôpitaux spéciaux s'impose. Dernièrement M. Letulle faisait paraître dans la *Presse médicale* un article dans lequel il constatait que la proportion de mortalité dans son service était du tiers des malades (1). De notre côté nous avons essayé de montrer que l'isolement à Lariboisière avait été plutôt néfaste. Et à notre tour nous réclamons la construction d'hôpitaux spéciaux, car là seulement est le remède. Les causes qui militent en faveur d'un hôpital spécial pour phtisiques sont nombreuses.

D'abord la prophylaxie : en isolant ainsi le tuberculeux, nous empêchons les cas de contagion dont il pourrait être la cause. Puis le traitement, qui ne peut se réaliser qu'en un établissement fermé, et possédant une installation permettant le traitement hygiéno-diététique. Le sanatorium sera utile par les résultats qu'il produira. En effet le capital social y gagnera puisque dans les sanatoriums pour pauvre on réalise de 30 à 35 pour 100 de guérisons et 40 à 45 pour 100 d'améliorations, ce qui fait pour la société 70 à 80 pour 100 de malades dont le travail pourra lui être utile pendant un temps plus ou moins long. Et ces résultats sont si évidents que les compagnies d'assurances en Allemagne se sont empressées de fournir les fonds nécessaires à la construction de sanatoriums où elles envoient leurs abonnés. Donc au point de vue social le sanatorium a le double avantage d'empêcher la contami-

(1) Letulle. Le Parisien tuberculeux à l'hôpital. *Presse méd.*, 1898.

nation et de rendre au travail pour un temps plus ou long 70 à 80 pour 100 des contaminés.

Au point de vue humanitaire le sanatorium est utile en ce qu'il fournit même au phtisique dont la guérison est des plus problématique, les moyens de prolonger son existence, de s'améliorer, de n'être à la charge d'aucun des siens, de ne pas les contaminer et de finir paisiblement son existence. Ce sanatorium sera utile surtout pour les malades aigus dont le tuberculeux n'encombrera pas les salles dont il n'accaparera pas les lits et dont il ne compromettra pas la guérison.

L'hygiène y gagnera parce que, au sanatorium, le tuberculeux apprendra ce que sont les soins de propreté, et l'habitude qu'il aura contractée il la conservera plus tard quand il sera rentré dans son foyer.

Le tuberculeux ayant un asile assuré ne traînera plus péniblement son existence de l'hôpital au Bureau central, il ne sera plus rebuté comme une brebis galeuse. Dès que la maladie aura fait son apparition, on la dénoncera vite au malade pour qu'il courre après un remède qu'on lui indiquera comme presque infaillible.

Puis, et ici la question à son importance, le tuberculeux au sanatorium coûtera-t-il plus cher pour son entretien qu'à l'hôpital. D'après le Dr Petit, les tuberculeux occuperaient environ 1,860 lits et suivant le Dr Napias ils coûtent par jour 3 fr. 15, ce qui fait au bout de l'année 2,138,535 francs et le tout en pure perte, puisque personne n'est guéri. Or dans un sanatorium le tuberculeux coûte d'après Dettweiler 3 fr. 06, Römpler 3 fr. 12, Sabourin 3 francs, Strauss pour Angicourt 3 fr. 21 à 4 fr. 10.

Puisque le tuberculeux ne coûte pas plus cher dans un sanatorium qu'à l'hôpital, on a donc tout intérêt à le placer dans un sanatorium, puisque l'argent n'est pas dépensé en pure perte, les guérisons étant de 30 à 35 pour 100 et les amélloration de 40 à 45 pour 100.

Enfin, la construction d'un sanatorium serait-elle très onéreuse? MM. Netter et Beaulavon, dans leur rapport au Congrès de la tuberculose en 1898, nous ont montré qu'il n'en est rien. En effet, 12 millions ont été votés pour l'établissement des lits d'isolement. Or combien coûterait un lit de sanatorium. D'après l'essai d'Angicourt le prix de revient par lit serait de 9 à 10,000 francs ; mais beaucoup de sociétés comptent de 5,000 à 6,000 francs et dernièrement M. Azières, à la Société médicale publique, le mettait à 3,200. Puisque l'Assistance publique compte consacrer 5,000 francs pour chaque lit d'isolement, et les essais en cours indiquent que ce chiffre sera sans doute dépassé, comme cet isolement est des plus inutiles de par ses résultats, il serait beaucoup plus logique d'installer 2,000 lits à 6,000 francs l'un, ce qui ne coûterait que les 12 millions prévus par l'Assistance publique.

De la sorte, les tuberculeux auraient leur hôpital, les malades aigus retrouveraient toutes les salles des hôpitaux libres, donc plus d'encombrement et de danger de contagion, et les hôpitaux ne seraient pas privés du peu d'air dont ils jouissent par des bâtisses encombrantes.

Le Dr Dreyfus-Brissac voit aussi dans leur construction une question économique, car, du jour où les phtisiques auront disparu des hôpitaux. on n'y recevra plus comme aujourd'hui une foule d'individus à peine souffrants, vrais clients d'asile de nuit, que l'on admet pour éviter de voir les salles encombrées de phtisiques au grand ennui des chefs de service et des malades.

. La question d'utilité du sanatorium étant démontrée et sa réalisation n'étant pas entravée par les questions budgétaires, il ne reste plus qu'à démontrer le peu d'importance des objections qu'on lui fait.

Le voisinage des asiles de tuberculeux peut-il nuire à la santé des populations saines ambiantes ? Le Dr Netter, dans son rapport au comité consultatif d'hygiène, conclut que les agglomérations de malades dans les sanatoriums ne sauraient être l'origine d'aucun danger pour le voisinage, pourvu que ces établissements soient bien dirigés. En effet, le crachat desséché, étant considéré comme le moyen le plus propice de contagion, n'existe pas dans un sanatorium où existent des crachoirs et des étuves à désinfection. De plus, la position du sanatorium dans un parc et à l'abri du vent est une raison de non-infection. Les statistiques, en outre, sont là pour prouver que la mortalité n'a pas augmenté par tuberculose dans les localités voisines d'un sanatorium, tandis qu'elle a énormément accru dans les villes de cure libre. A Falkenstein, la mortalité par tuberculose est tombée de 4 0/0 à 2,4 0/0 (1).

L'agglomération de tuberculeux dans un sanatorium n'est pas dangereuse pour eux, puisque l'hygiène sévère du sanatorium prévient les cas de réinfection et de plus le sanatorium de par son isolement met le tuberculeux à l'a-

(1) Nahm. Les hôpitaux de tuberculeux sont-ils dangereux pour les habitations voisines ?

bri des surinoculations, puisqu'il se trouve toujours dans un air pur. Et la meilleure preuve de son innocuité est démontrée par le personnel qui le soigne. Pendant 20 ans, à l'hôpital Brompton, on a soigné plus de 15,000 phtisiques sans que personne des médecins, surveillants ou personnel ait été infecté (1).

On pourrait peut-être craindre que le sanatorium ne soit considéré par les phtisiques comme un lieu terrible où ils ne voudront pas aller. Cette objection n'a plus sa raison d'être, d'abord parce que l'on commence à savoir que la tuberculose est curable et que le sanatorium est fait dans ce but. Puis les tuberculeux indigents, comme le dit M. le Pr Grancher, sont « des malheureux, incapables de gagner leur vie qui cherchent avant tout un abri contre la faim, le froid et la misère, et l'hôpital est pour eux un séjour agréable où ils trouvent un lit, une alimentation suffisante à leurs forces digestives, des médicaments et quelquefois des consolations. Les malheureux iront à l'hospice, ils iront où vous voudrez, avec reconnaissance. » Et ceux dont la santé ne sera pas encore détruite, ceux chez qui la guérison pourra s'obtenir facilement, ceux-là, dès qu'on leur aura dit la vérité sur leur maladie, n'hésiteront pas plus que les riches qui vont de plein gré se retirer dans des sanatoriums. Ce ne seront pas les joies de la société qui les retiendront, puisqu'ils n'étaient pas à même de les goûter. N'existe-t-il pas un pareil hôpital à Londres? Quant à dire que le caractère français n'est pas assez souple pour se plier aux exigences de la vie du sanatorium, c'est encore

---

(1) Mœller. De l'hospitalisation des tuberculeux.

une plaisanterie, si les tuberculeux consentent à passer des mois à l'hôpital et, les statistiques nous le prouvent, à plus forte raison iront-ils au sanatorium où la vie pour eux sera plus agréable et où ils se verront guérir. Au Canigou, à Durtol, à Trespoey, les médecins n'ont jamais eu à se plaindre de l'indiscipline de nos compatriotes.

Enfin, l'on pourrait croire que le sanatorium produira une impression psychique déprimante sur le malade à son entrée à l'hôpital. Cette impression défavorable existe, comme nous l'avons dit, dans les salles d'isolement et même nous avons vu, à Lariboisière, des malades qui préféraient s'en aller que de s'y rendre, mais il n'en sera pas de même au sanatorium. Les malades seront à nouveau portés vers l'optimisme en voyant les bienfaits que leurs compagnons retirent de leur cure. Leur tristesse ne durera que quelques jours, car l'animation et même la gaieté des autres les saisira rapidement.

Il y a bien aussi quelques autres raisons de sentimentalité que l'on invoque contre le sanatorium. Ainsi l'éloignement de la famille en retiendra beaucoup. D'abord, il faut savoir que sur trois habitants de Paris, il y a deux immigrés pour un natif. Aussi, nombreux sont les phtisiques pauvres qui n'ont à Paris de parents, ni pour les nourrir, ni pour les visiter quand ils sont admis à l'hôpital. Quant à ceux qui ont une famille, lorsqu'ils sont malades et incapables de travailler, ils lui sont plus nuisibles qu'utiles, la maladie c'est la ruine des familles ouvrières. Le sanatorium sera pour elles le salut, il sera ouvert aux tuberculeux dès que la maladie sera déclarée et ils y resteront jusqu'à guérison complète.

Le sanatorium populaire est donc la solution primordiale pour mettre la société à l'abri du danger que lui fait courir la présence du phtisique. Je ne veux pas dire que ce soit l'unique moyen de se débarrasser de la tuberculose, mais, c'est cependant en agissant ainsi qu'on est arrivé à faire disparaître la lèpre. Il est en outre l'unique solution qui permette d'agir non contre le tuberculeux mais pour lui. L'administration n'a créé les salles d'isolements que pour lutter contre la phtisie ; le sanatorium, en réalisant ce but, en aura un autre bien plus élevé, celui de soigner le phtisique.

Le sanatorium étant admis, de nouvelles questions se posent ; est-il utile pour tous les tuberculeux ? Oui, assurément, mais tous les phtisiques n'en retireront pas les mêmes bénéfices. Plus la maladie sera prise à son origine, et, plus les chances de guérison seront grandes. Par contre le phtisique arrivé à la période cachectique ne retirera que très peu de bienfaits du sanatorium. Aussi, ayant en présence un tuberculeux curable et un autre incurable, croyons-nous qu'il doit y avoir deux manières d'agir ?

Pour le tuberculeux incurable, l'hôpital, tel qu'il existe même avec ses salles d'isolement, n'est qu'un moyen d'activer sa maladie, aussi demandons-nous pour lui, mieux que ce qui existe ; de plus, il ne faut pas oublier que c'est lui qui est le plus dangereux au point de vue contagion. Ce qui serait utile pour lui, ce serait un sanatorium-hospice dont l'installation rappellerait celle du sanatorium ordinaire, mais avec cette différence qu'on n'aurait pas besoin d'un grand parc à mettre à sa disposition. Ou bien et ici un autre facteur entre ligne de compte, on pourrait construire un sanatorium-asile, sinon dans Paris, du moins à une très faible distance. Cet hôpital aurait le double but, d'abord, de recevoir les incurables et ensuite les tuberculeux qui pour des raisons privées ne voudraient pas trop s'éloigner de leurs affaires ou de leur famille. Enfin, cet hôpital représenterait les bastions d'isolement où l'on envoie les malades contagieux. Là, ils seraient soignés, examinés et, si leur cas n'était pas trop grave et susceptible d'amélioration, on les enverrait dans le sanatorium construit loin de Paris et à la campagne. Ainsi compris, l'hôpital suburbain ne serait plus considéré par les malades comme une léproserie, puisqu'on pourrait y envoyer indistinctement tous les tuberculeux. Et le sanatorium éloigné représenterait un lieu de convalescence, comme le Vésinet ou Vincennes, où l'on enverrait les curables.

Quant au tuberculeux curable il est évident que le sanatorium est indispensable pour lui, d'après ce que nous avons dit plus haut.

Mais où doit-on construire ce sanatorium? D'abord à la campagne, il va de soi que l'air de la ville ne vaut rien pour le tuberculeux qui ne trouve à respirer, dans Paris, qu'un air anthracosique et méphitique.

Quant à la question d'altitude elle est assez discutée, il y a des sanatorium à 1,858 mètres d'altitude (Arosa) d'autres à 150 mètres et même des hôpitaux marins. Et partout, quelle que soit l'altitude, les résultats sont à peu près identiques, aussi pour le sanatorium doit-on rechercher tout d'abord le moyen de vivre au grand air. Néanmoins, d'après les travaux du Pr Jaccoud et la thèse de M. Radovici, les climats d'altitude semblent avoir une certaine action sur la fonction hématopoiétique. De même, plus on s'élève et plus la teneur de l'air en bactéries diminue. M. le Pr Jaccoud en a aussi indiqué les inconvénients, soit pour les phtisies aiguës, soit pour les fibriles. Donc la question d'altitude n'est pas primordiale, ainsi le sanatorium de Falkenstein pour indigents, note 13 pour 100 de guérisons absolues et 77 pour 100 d'améliorations et cependant il n'est qu'à 400 mètres d'altitude.

L'on peut en outre faire aux climats d'altitude le reproche que le malade rétabli aura à souffrir de ce changement le jour où il voudra reprendre son travail. Le tuberculeux riche peut aller, avant de rentrer chez lui, faire une saison dans une station d'altitude moyenne, mais il n'en sera pas de même pour l'indigent.

L'altitude n'étant pas une question indispensable, quelles sont les conditions qui priment tout ?

D'abord il y a la question de pureté de l'air. Nous avons dit que l'air le plus pur se trouvait sur les montagnes, mais la campagne possède un air d'une pureté bien suffisante pour les bienfaits de la cure. Ce que l'on réclame à l'air c'est qu'il ne soit chargé ni de poussières ni de principes irritants pour le poumon susceptible du tuberculeux. Dans ces conditions l'air des villes est très dangereux et par la nombreuse quantité de ses bactéries et par ses poussières anthracoïdes et par de multiples autres impuretés. Le voisinage d'une usine devra aussi être évité, car ses fumées ne peuvent que vicier l'air. De même aussi le voisinage des routes très passagères devra être évité, car les poussières soulevées sont une cause d'irritation pulmonaire.

Ces diverses qualités de l'air et les causes qui le modifient nous guident donc sur le lieu où nous devrons construire un sanatorium. Il est en outre certaines conditions qui pourront garder à l'air ses qualités ; nous voulons parler des forêts.

La situation d'un sanatorium dans un parc très boisé est d'une grande utilité et pour plusieurs raisons. D'abord, comme nous le disions, les forêts conservent à l'air sa pureté en ce que, arrêtant les vents, elles s'opposent ainsi à l'apport des poussières. De plus elles mettent le tuberculeux à l'abri du vent et la chose est d'une grande importance. Le vent fatigue le phtisique, fait revenir sa fièvre, et l'expose à des refroidissements. Les forêts de sapins ont le mérite d'être toujours en feuilles. L'avantage aussi des bois est de permettre au tuberculeux de pouvoir se promener à l'ombre pendant les fortes chaleurs sans avoir rien à craindre du soleil. Si le soleil est très utile, il est aussi très dangereux lorsque ses rayons frappent directement le phtisique. Le tuberculeux, dit Sabourin, « doit voir le soleil mais ne pas en être vu ; il donne la fièvre à celui qui ne l'a pas et l'augmente chez celui qui l'a déjà ».

Viennent ensuite les conditions climatériques. Les régions chaudes ont l'avantage de permettre la cure toute l'année, mais elles ont l'inconvénient de posséder une température trop élevée qui fatigue le malade, le porte à la transpiration si facile à se produire chez le tuberculeux et qu'il est en outre si difficile d'arrêter. Puis avec la chaleur le dégoût des aliments arrive vite, l'appétit disparaît avec ses fâcheuses conséquences.

Les régions à température moyenne et même basse

sont préférables pour le phtisique. Il n'est pas facile de lutter contre la chaleur, tandis que l'on peut se défendre du froid en se couvrant bien et même l'accoutumance est très facile à obtenir. Puis l'air frais a une action excitante très utile, l'appétit est augmenté, et les combustions sont plus intenses.

Mais dans les questions de température ce qui doit être le plus considéré c'est qu'il ne se produise pas des écarts brusques entre la température du matin et du soir, d'un jour au lendemain ; on s'acclimate, on s'accoutume à une température donnée, mais les variations brusques produisent sur l'organisme des énervements et des troubles qu'il faut éviter aux phtisiques.

En sus des conditions atmosphériques, il y a aussi les questions telluriques. Le sol sur lequel sera construit un sanatorium doit être très perméable afin d'éviter l'humidité qui peut engendrer des refroidissements chez le phtisique, faciliter des épidémies, et rendre l'air chargé de vapeurs irritantes pour les poumons. Un terrain en pente aurait l'avantage de faciliter l'écoulement des eaux.

Telles sont à peu près les conditions que doit réaliser un emplacement pour permettre la cure hygiénique. Quant à ce qui est de l'établissement lui-même, de nombreuses descriptions en ont été faites, aussi n'en parlerons-nous pas et les plans divers qui ont été fournis varient assez peu entre eux. La forme en U à branches largement ouvertes permet un éclairage total des chambres durant la journée entière, de plus les côtés se protègent réciproquement contre les vents latéraux. Les malades seront réunis dans des chambres en groupes aussi peu nombreux que possible et, tout ce qui facilitera la cure d'air, devra évidemment être mis à leur disposition. En un mot l'hygiène réglera l'aménagement intérieur.

Il y a certaines critiques adressées encore au sanatorium malgré que son utilité soit admise ; c'est que les malades ne resteront pas assez longtemps au sanatorium pour s'y rétablir. D'abord il est assez difficile de dire combien de temps doit durer une cure pour produire son effet ; les Allemands ne gardent leurs malades que pendant trois mois, ensuite ils les renvoient chez eux où ils continuent à se soigner eux-mêmes. Maintenant il paraît admissible que le tuberculeux intelligent et qui voudra se guérir saura se mettre entièrement entre les mains du médecin et suivra ses conseils aussi longtemps que la chose lui sera utile. Il pourra assurément aussi y avoir des malades dont le caractère ne sera pas très souple et qui voudront quitter le sanatorium au moindre ennui, mais à ceux-là encore la peur de ne plus être repris au sanatorium, si sur leur demande ils veulent s'en aller, pourra les retenir. Puis, même pour ceux qui ne resteraient pas assez au sanatorium, leur séjour n'y aura pas été inutile, leur santé en aura toujours un peu profité, mais surtout en partant, ils emporteront certaines habitudes de propreté et d'hygiène dont ils retireront chez eux certains bénéfices, et surtout ceux qui les approcheront, leur famille. Que deviendra le tuberculeux au sortir du sanatorium, conservera-t-il longtemps les bénéfices de la cure? Quelle que soit la réponse, elle ne peut en rien infirmer le sanatorim, car le sort du malade serait absolument identique, s'il sortait de l'hôpital ordinaire. Le tuberculeux gardera un certain temps les profits du traitement, profits qu'il pourra en outre maintenir longtemps s'il est dans ses moyens de satisfaire aux soins hygiéniques dont il a besoin.

Ici rentre la grande question de l'assistance à domicile. Si le malade a besoin de soins et si ses ressources ne lui permettent pas de se les procurer, il semble utile que l'assistance lui vienne en aide. Mais il est bien des moyens par lesquels on peut être utile au tuberculeux. La chose qui d'abord est la plus utile pour lui, et aussi pour les autres, si le tuberculeux a quitté le sanatorium alors que des bacilles de Kock se trouvaient dans ses crachats, c'est le crachoir. Le tuberculeux indigent qui ne pourrait se procurer un crachoir, soit individuel, et aussi de poche, devrait pouvoir s'en procurer un auprès de l'Assistance publique. Puis vient la question d'hygiène immobilière. Les chambres petites, mal aérées et mal éclairées, dont la location devrait être interdite, seront surtout indiquées au tuberculeux comme des plus funestes pour sa santé. On lui recommandera de vivre dans un appartement vaste, exposé au soleil, d'y laisser la fenêtre ouverte, ce à quoi il aura été accoutumé au sanatorium ; puis, il faudra que peu de personnes, deux au plus, se trouvent réunies de nuit dans la même chambre. De plus, des désinfections devront être souvent faites au domicile du tuberculeux. Après l'hygiène vient la nourriture. Si le tuberculeux veut conserver les bénéfices de la cure du sanatorium, il faut qu'il se nourrisse bien, du moins copieusement. Même guéri, le tuberculeux doit toujours craindre, et le meilleur moyen de se mettre à l'abri de toute rechute, c'est d'avoir des ressources vitales assez nombreuses pour résister. Mais encore ici, l'indigent a besoin de l'Assistance. Si l'Assistance ne vient pas en aide au tuberculeux, la maladie reprendra vite le dessus et les sommes que l'on sera obligé de dépenser pour lui dans un asile, ou ailleurs, seront bien plus élevées. Une chose que l'Assistance pourrait entreprendre serait de constituer des centres agricoles où elle réunirait les tuberculeux que les exigences sociales n'appelleraient pas vers la ville. Ces indigents seraient heureux de pouvoir se rendre utiles, tout en ménageant leur santé. La vie au grand air, voilà le rêve pour le tuberculeux. La décentralisation, voilà encore une chose que l'on devrait mettre dans la tête des tuberculeux.

Il y a aussi les policliniques qui pourraient rendre de réels services au tuberculeux restant chez lui. De temps à autre, il irait se faire ausculter, il recevrait de bons conseils, on le suivrait de près, et, au moindre danger, l'éveil serait donné par le médecin.

Par conséquent, le sanatorium, en toutes circonstances, peut être un bien pour le tuberculeux.

Au début, il peut lui rendre la guérison ; plus tard, c'est encore au sanatorium qu'il aura le plus de chance de s'améliorer. Même à une période avancée, le sanatorium pourrait lui être utile, mais un asile pouvant lui procurer les mêmes avantages de tranquillité et de repos, l'asile sera préférable.

Il ne s'ensuit pas qu'en dehors du sanatorium, le tuberculeux ne puisse se guérir, mais l'indigent, chez lui, même secouru par l'Assistance, n'arrivera pas à se soigner comme dans un sanatorium, les influences extérieures sont trop proches pour l'entraîner et même les conditions sociales s'opposent souvent à ce qu'il puisse se soigner. S'il veut travailler, l'atelier lui est nuisible; s'il reste oisif, l'alcoolisme lui tend les bras ; bien rares sont les ouvriers qui résistent à cette funeste passion.

Aussi ce n'est pas seulement pour et contre le tuberculeux, c'est surtout contre la tuberculose qu'il faudrait lutter. Le bacille de la tuberculose se développe surtout chez les individus affaiblis, anémiés, surmenés par le travail, ainsi que les individus débilités par les excès de toutes sortes et vivant dans de mauvaises conditions hygiéniques. Ce sont ces causes qui fournissent le terrain qu'il est essentiel d'éviter. C'est surtout pour l'habitation que des réformes s'imposent, il faut de larges cours où la lumière puisse pénétrer facilement et non des puits où l'obscurité et l'humidité créent un excellent milieu microbien. L'habitation insalubre, l'habitation privée d'air pur et de lumière directe, voilà le grand ennemi, l'auteur de toutes les maladies infectieuses et, plus particulièrement, de la tuberculose. Mais notre but n'est pas de chercher les causes originelles de la tuberculose. Nous avons voulu montrer que, pour l'indigent qui n'avait pu lui échapper, l'hôpital était une ressource insuffisante de traitement, et que, même dans l'intérêt de la société et des malades aigus, il fallait avoir recours au sanatorium.

CONCLUSIONS

La tuberculose pulmonaire fait des ravages considérables dans la population parisienne. Considérée comme contagieuse et curable, l'Assistance a pour ses tuberculeux indigents proposé des pavillons spéciaux pour lutter contre la contagion et essayer de guérir la maladie.

Quatre salles ont été aménagées à l'hôpital Lariboisière ; mais, n'ayant pas été construites dans ce but, on n'a pu que les rendre propres et aptes aux lavages des murs et des planchers. Dans le mobilier aussi, on a eu en vue seulement le moyen de le rendre facilement aseptique. Et pour que le tuberculeux ne semât pas au hasard ses crachats, dont la dessiccation produit des poussières virulentes, des crachoirs lui ont été donnés et on en a placé un peu partout sur son passage.

Comme l'isolement du tuberculeux n'était pas le but unique, mais qu'il y avait aussi à le soigner, on a agi dans ce sens.

Les preuves anatomiques ou cliniques de curabilité de la tuberculose sont nombreuses, mais ce n'est pas sur les médicaments qu'il faut compter pour obtenir ce résultat, c'est au traitement hygiéno-diététique qu'il faut s'adresser.

A Lariboisière, la cure de suralimentation se borne à un régime dit de faveur, comportant en plus un peu de viande hachée et la côtelette. La cure d'air consiste à laisser les fenêtres ouvertes si le temps est assez beau et si les malades voisins ne se plaignent pas. Quant au repos, il est difficile à concevoir dans une salle de 36 malades.

La commission de la tuberculose avait demandé que le sort du personnel hospitalier fût amélioré, il n'en est rien, les dortoirs sont restés ce qu'ils étaient jadis.

On envoie bien à Bichat subir un examen médical les employés qui demandent à entrer en fonction, mais souvent aussi la pénurie force d'accepter ceux qui se présentent, on ne le réexamine jamais plus. La désinfection des crachoirs et des effets des tuberculeux a été confiée à une escouade de sanitaires.

Il eût été possible de faire mieux pour les tuberculeux. Les salles auraient pu être divisées en un certain nombre de chambres afin d'éviter l'entassement des tuberculeux dans une même pièce. On aurait pu, à l'office, placer une cuisine qui aurait préparé pour les tuberculeux de la salle des plats nourrissants, variés, et surtout appétissants. La chose en vaut la peine, puisque l'alimentation est presque tout le traitement. De même un réfectoire eût porté le malade à manger, tandis que sur sa table de nuit, tout l'incite au dégoût. Pour la cure d'air, comment la faire s'il n'y a ni galerie ni chaises longues. Les jardins ne sont pratiques qu'en été, mais si l'on veut en même temps faire la cure de repos, les bancs ne sont pas suffisants et de plus ils sont dangereux. Il faut une galerie abritée du vent, possédant des chaises longues, où le tuberculeux étendu et bien couvert puisse rester de longues heures sans courir aucun risque.

Malgré ce qui a été fait, force nous est de reconnaître que l'hôpital même, par ses services d'isolement, n'offre au tuberculeux que des moyens thérapeutiques incomplets, et les décès (42,71 0/0) sont trop considérables pour qu'un pareil état de choses puisse continuer.

Nous voudrions, en outre, que des mesures prophylactiques aussi énergiques et même plus que dans les salles d'isolement soient prises pour les salles d'aigus, car elles renferment des tuberculeux et des maladies contagieuses. Outre que l'isolement est inutile au tuberculeux, il est en plus nuisible au malade aigu. En effet, l'encombrement dans les salles est tel que les malades aigus s'y trouvent entassés, privés d'un cube d'air suffisant, ne peuvent être examinés aussi longuement que leur état pourrait l'exiger et partant manquent des soins qu'ils étaient venus chercher à l'hôpital. Cent soixante lits ont été enlevés aux malades aigus pour être livrés aux tuberculeux; fatalement le malade aigu devait en ressentir les conséquences. Et puis, si en le dépouillant de ces cent soixante lits on l'avait définitivement délivré du voisinage du tuberculeux ; mais il n'en est rien, et c'est toujours par douzaine qu'on peut les compter dans la salle commune. Les services spéciaux n'ayant été utiles ni au tuberculeux ni au malade aigu, mais même ayant plutôt été nuisibles aux deux, quelle autre solution plus pratique pourrait-on trouver ?

La Suisse, l'Allemagne, l'Angleterre, depuis longtemps déjà ont construit des asiles spéciaux pour soigner les tuberculeux et les résultats obtenus dans les sanatoriums sont des plus encourageants.

En France, hélas, nous avons fait bien peu de chose, l'initiative privée a construit de ci de là quelques maisons spéciales, mais pour le tuberculeux indigent on en est encore à la construction d'Angicourt, de sorte que, en 1900, l'Assistance possédera cent lits alors qu'il lui en faudrait deux mille.

Inutile de parler des services spéciaux d'isolement dans les hôpitaux généraux; on ne peut y soigner les phtisiques et ils y meurent trop. Et cependant le sanatorium serait utile pour les guérisons et les améliorations que l'on y obtiendrait, ce qui, au point de vue social, a une grande valeur.

Le tuberculeux y trouverait un asile dès que le mal aurait apparu et, de la sorte, il ne traîne plus d'hôpital en asile jusqu'au jour où il ne lui reste plus qu'à mourir; de plus, il y apprendrait des habitudes d'hygiène dont ses cohabitants bénéficieraient.

Puisqu'il faut, à un moment donné, hospitaliser le tuberculeux indigent, pourquoi ne pas le faire dans un sanatorium où il trouvera tous les éléments possibles à son traitement, où il ne coûtera pas plus cher qu'à l'hôpital et où, enfin, il ne sera pas dépensé pour lui de grosses sommes inutilement, puisqu'on pourra sinon le guérir, du moins l'améliorer.

Et la question d'argent ne peut intervenir, puisque l'Assistance possède de quoi créer deux mille lits d'isolement, qu'elle crée plutôt deux mille lits de sanatorium et ça ne lui coûtera pas plus cher.

Le sanatorium n'étant pas dangereux pour les localités voisines, ne devant pas faire plus de peur aux indigents qu'il n'en fait aux riches et étant l'unique moyen d'agir pour le tuberculeux et non contre lui comme dans les pavillons d'isolement, sa construction s'impose.

Mais, au préalable, il faut diviser les tuberculeux en deux catégories : les curables et les incurables. Pour ces derniers, il faudrait un sanatorium-asile construit près de Paris. Ce sanatorium servirait en outre à recevoir les phtisiques qui ne voudraient pas trop s'éloigner de Paris et, enfin, il pourrait être le lieu d'isolement où l'on enverrait tous les tuberculeux avant de les diriger sur le sanatorium construit loin de Paris et réservé aux seuls curables.

Où sera construit ce dernier senatorium? Pourvu qu'il soit construit dans une campagne où l'air soit pur, à l'abri du vent et des poussières, dans un pays où le climat soit stable et le sol sec, cela suffit. Une bonne installation hygiénique prime tout.

Si le tuberculeux ne revient pas guéri du sanatorium, s'il n'y est pas resté assez longtemps, son passage n'y aura pas été inutile.

Quant à ce que deviendra le tuberculeux en sortant du sanatorium, hélas, c'est à la société qu'il faut le demander. Fournissez-lui une bonne hygiène chez lui et à l'atelier ainsi qu'une nourriture substantielle.

Mais notre devoir étant de soigner le malade qui s'est confié à nous, ne le plaçons pas dans un local où il meurt. que le tuberculeux ait son sanatorium et que le malade aigu ne soit pas dépouillé des lits qui lui sont dus.

Chalret du Rieu.

INDEX BIBLIOGRAPHIQUE

ARMAINGAUD. — Prophylaxie de la tuberculose. *Congrès de tuberculose,* 1891.

AZIÈRES. — Sur la création de sanatoria pour phtisiques indigents. *Revue d'hygiène,* avril 1898.

BEAULAVON. — De la tuberculose pulmonaire dans les sanatoria. *Thèse,* 1896.

BELOUET. — Le sanatorium de Ruppertsheim pour les phtisiques nécessiteux.

BERNHEIM. — Les sanatoria pour les pauvres. *Indépendance médicale,* 1896.

BOULLET. — Prophylaxie et traitement de la tuberculose pulmonaire. *Thèse,* 1896.

CASAMAYOR. — Prophylaxie de la tuberculose. *Thèse,* 1896.

CHUQUET. — Les crachoirs et leur stérilisation. *Congrès de la tuberculose,* 1898.

DEBOVE. — Leçons sur la phtisie, 1884.

GALLAVARDIN. — Traitement alimentaire de la phtisie. *Art médical,* 1897.

GEORGIERI. — Hospitalisation des tuberculeux. *Congrès de la tuberculose,* 1888.

GRANCHER. — Maladies de l'appareil respiratoire. Paris, 1890.

— Traitement de la tuberculose, alimentation. *Bulletin médical,* 1896.

— De l'alimentation des tuberculeux. *Revue d'hygiène thérapeutique,* 1897.

GRANCHER et THOINOT. — Hospitalisation des tuberculeux. *Ann. d'hygiène publique*, 1897.

— *Rapport à l'Académie de médecine*, 1898.

JACCOUD. — Les stations d'altitude dans la phtisie pulmonaire. *Semaine médicale*, 1893.

KNOPF. — Les sanatoria. Traitement et prophylaxie de la tuberculose. *Thèse*, 1895.

LAGRANGE. — De l'immobilisation dans la cure d'air. *Revue des maladies de la nutrition*, 1895.

— Les cures d'air. *Même ouvrage*.

LANDOUZY. — Les crachoirs. *Congrès de la tuberculose*, 1898.

LECLERC. — Des moyens à employer pour guérir et éviter la tuberculose. *Thèse*, 1896.

LETULLE. — L'hospitalisation des phtisiques parisiens. *Soc. de méd. publique et d'hygiène professionnelle*, 1892.

— *Revue d'hygiène*, 1893.

— Hygiène hospitalière : l'hospitalisation des phtisiques. *Semaine médicale*, 4 mars 1892.

— Les tuberculeux dans les hôpitaux de Paris. *Presse médicale*, 1894.

— Le Parisien tuberculeux à l'hôpital. *Presse méd.*, 1898.

MARTY-MARTINEAU. — Description du sanatorium type pour tuberculeux construit en France. *Indépendance méd.*, 1896.

NETTER. — Sur les précautions à prendre pour éviter les dangers provenant du voisinage des sanatoria destinés aux phtisiques. *Revue de la tuberculose*, 1895.

PATEIN. — Manuel de physique médicale.

PETIT (L.-H.). — Hygiène des sanatoria, 1894.

— Hospitalisation des tuberculeux d'après l'opinion des médecins de Paris. *Congrès de la tuberculose*, 1893.

— Lutte contre la tuberculose d'origine hospitalière. *Revue de la tuberculose*, 1893.

PIERRHUGUES. — Le phtisique parisien à l'hôpital. *Thèse*, 1898.

Radovici. — Le climat des altitudes dans le traitement de la phtisie pulmonaire. *Thèse*, 1896.

Richard. — Crymothérapie locale dans la tuberculose, 1898.

Rochard. — Encombrement des hôpitaux. *Union méd.*, 1893.

Sersiron. — Le phtisique adulte et pauvre en France, en Suisse et en Allemagne. *Thèse*, 1898.

Teutsch. — Tuberculose pulmonaire. *Thèse*, 1898.

TABLE DES MATIÈRES

Pages.

CHARTRES. — IMPRIMERIE DURAND, RUE FULBERT.

www.ingramcontent.com/pod-product-compliance
Ingram Content Group UK Ltd.
Pitfield, Milton Keynes, MK11 3LW, UK
UKHW021225230726
13926UKWH00003B/1238